벌이 낳은 영약으로
시한부 3개월 말기암 탈출!

암을 이기는
기적의
프로폴리스 건강법

Hakketsubyo No Kodomo Wo Sukuu Propolis
by Mizoguchi Kazue
ⓒ 1991 Nakashima Sizen Kagaku Kenkyujo Co., LTD.
All rights reserved.

Korean translation rights is published by arrangement with
Nakashima Sizen Kagaku Kenkyujo Co., LTD. in Seoul.
Korean translation Copyright ⓒ 2005 by Joongang Life Publishing Co.

이 책의 한국어판 저작권은 (주)나까시마자연과학연구소와의
독점계약으로 중앙생활사에 있습니다. 신저작권법에 의해
한국 내에서 보호를 받는 저작물이므로 무단전재와 복제를 금합니다.

벌이 낳은 영약으로
시한부 3개월 말기암 탈출!

암을 이기는
기적의
프로폴리스 건강법

미조구치 가즈에(의학박사) 지음 | 이정희 옮김

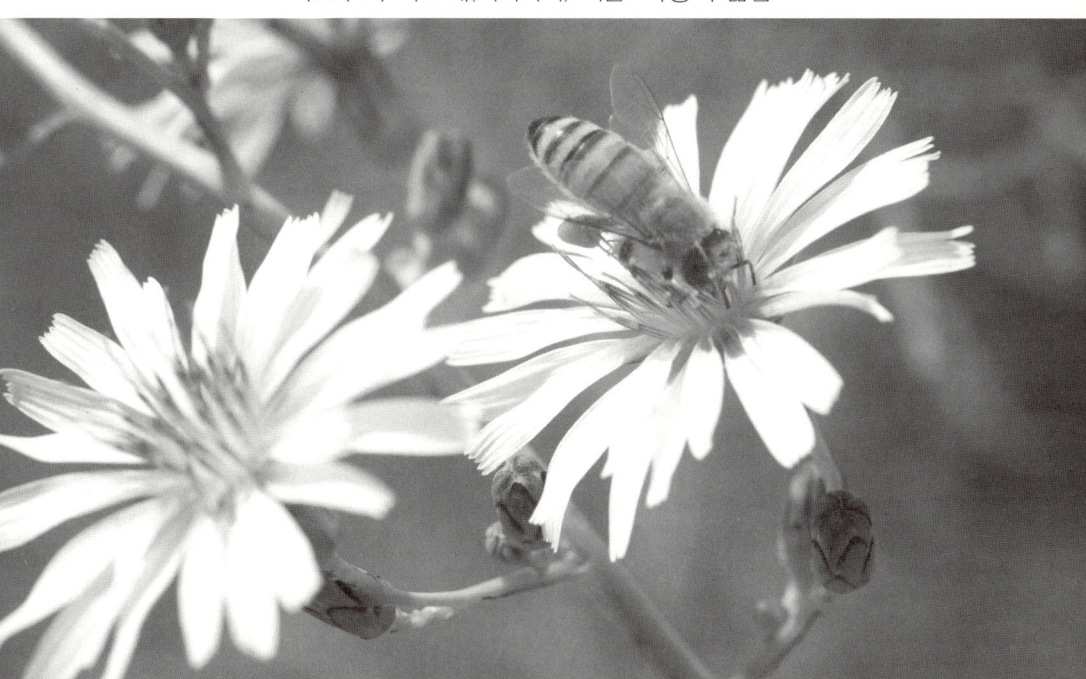

중앙생활사

역자 서문

현대의학의 눈부신 발전에도 불구하고 암을 비롯해 각종 성인병과 난치병으로 고통당하거나 사망하는 이들의 수는 계속 증가하고 있다. 더구나 최근 들어 원인이 밝혀지지 않는 희귀 바이러스가 등장해 치명적 위협을 해오고 있어 "제3차 세계 대전은 총과 무기로 싸우는 전쟁 이전에 희귀 난치병의 발병균(發病菌)과의 전쟁이 될 것이다"라는 미조구치 가즈에 박사의 말이 그 무게가 더해지고 있다.

우리는 지금 어느 누구도 안전을 보장할 수 없는 시대에 살고 있다. 엄청난 고가의 최첨단 의료기기를 갖춘 종합병원이 들어서고 해마다 수많은 의사들이 속속 배출되고 있지만, 여전히 질병의 치료 속도는 발생 속도를 따라가지 못하고 있는 실정이다.

누구나 행복해지기를 원한다. 그러나 행복은 건강이 뒷받침되어야만 가능하다는 것은 누구나 인정하는 사실이다. 이제 우리는 자신의 건강과 행복을 현대의학과 병원에만 의존하는 수동적이고 소극적인 자세를 버려야 한다.

인류 역사 초기, 즉 의학과 과학이 발달하기 훨씬 전부터 선대 사람들은 더럽혀지지 않은 대자연 속에서 회복과 치유의 방법을 찾았다. 인간의 이기심에 의해 갈수록 훼손되고 파괴되어 가고 있는 지구이지만, 태초부터 지금까지 수많은 생명체들의 신비한 움직임은 지금 이 순간에도 멈추지 않고 계속되고 있다.

인간의 상상이나 이해를 초월하는 자연계의 생명력과 회복력은 무한한 잠재능력을 가지고 오늘도 인류에게 뚜렷한 '희망'을 선사하고 있다.

이 책의 저자인 미조구치 가즈에 박사는 평생 의료업에 종사하고 일본의 의료계 저명 인사로 활동한 사람이다. 그녀는 말년에 유방암 말기로 수술을 받았고 3개월이라는 시한부 선고를 받았지만 '프로폴리스'라고 하는 꿀벌의 산물(産物)로 7년간이나 투병하였다.

의사인 그녀가 현대의학의 치료를 거부하고 브라질 민간인 사이에서 자연의 영약(靈藥)으로 불리는 프로폴리스를 선택한 것은 현대의학으로부터의 단순한 외도나 절박한 심정 때문이 아니었다.

미조구치 박사는 오랜 의료 경험을 통해 현대의학의 한계성과 심각한 맹점을 아프도록 절감했다. 여기에 의료업계의 부패와 부도덕성도 그녀의 선택에 영향을 주었다.

그녀는 이 책을 통해서 자신이 체험한 프로폴리스의 놀라운 효과를 소개하는 한편, 의료인의 한 사람으로서 좀처럼 밝히기 힘든 부분도 거침없이 말하고 있다.

사람의 소중한 생명을 책임져야 할 의사들이 환자의 개인적 특성을 고려하기보다는 이론과 지식으로 공식처럼 의술을 행하고, 의술이 인술(仁術)이 아니라 돈벌이를 위한 수단으로 전락하는 등 현 의료계의 문제점을 지적하면서 진정한 의료인의 자세를 거듭 강조한다.

또한 현재 항암 치료에 있어서 필수 요건이 되고 있는 항암제와 방사선 치료에 대해서 항암제는 독물, 방사선은 살인광선이라고 하며, 그 위험성에 대해 주저 없이 경고한다.

이외에도 냉정한 사회와 치열한 경쟁 속에서 살아남기 위해 질병에 걸려도 발설을 못하거나 치료시기를 놓치는 일이 빈번한 직장인들, 특히 이 시대의 가장의 비애를 일깨워 주면서 "황금만능주의에 젖어 개인(특히 의사), 기관(큰 병원)이나 대기업, 국가(정부)는 개인의 생명을 돌아보지 않는 시대"라며 현 시대를 걱정하는 소리를 높인다.

미조구치 박사는 의사로서 현대의학의 어두운 그림자를 누구보다도 잘 알고 있었기에 현대의학에 자신을 내맡기지 않은 것이다. 그녀는 프로폴리스를 복용하며 스스로 자신의 생명 연장을 위해 노력하였고, 또 그렇게 해서 얻어진 보너스와 같은 자신의 삶을 사회에 봉사하는 것으로 불태웠다.

그러나 안타깝게도 미조구치 박사는 자신도 모르게 처방된 항암제 투여가 원인이 되어 이 책의 저술을 완성하지 못하고 세상을 떠났다.

이 책에서 그녀는 자신의 생명을 운명이라는 것에 맡기지 말고, 스스로 찾아 지켜낼 것을 당부하였다. 그리고 진정한 약은 대자연 안에 있으며, 진정한 치료의 시작도 자연의 순리를 겸허하게 받아들이는 길에 있다고 말한다.

그녀의 생생한 증언과 체험이 암을 비롯한 각종 성인병과 싸우고 있는 사람들에게 많은 도움이 되리라 믿는다. 절대 희망을 잃지 말고, 이 책을 통해 한 줄기 빛을 발견하게 되기를 바란다.

차례

역자 서문 · 5

1장 프롤리스란 과연 무엇인가
"내가 프롤리스 사용 제1호 환자예요"
프롤리스로 7년째 암과 싸우는 치과의사와의 만남 … 16
3개월이라는 시한부 진단을 받다 … 18
의사들의 교만과 어리석음 … 19
기사회생의 희망을 주는 프롤리스 … 21
갈수록 늘고 있는 어린이 암 환자 … 22
골수이식을 기다리는 동안 프롤리스를 먹어라 … 23

2장 프롤리스란 과연 무엇인가
"프롤리스는 정말 신비한 영약입니다"
꿀벌 덕분에 죽음의 문턱까지 갔던 병마를 이겨내다 … 28
벌집에서 추출한 천연 항생물질, 프롤리스 … 32
홍법대사의 프롤리스에 대한 위대한 예언 … 33

3장 프롤리스를 체험한 사람들의 이야기
"우리 환자들에게 큰 도움을 주고 있어요"
미조구치 박사의 프롤리스 체험 … 36
깊은 수면과 원기 회복의 효과를 보다 … 38
담낭에 생긴 폴립이 사라지다 … 41
다양한 효능을 발휘하다 … 44
미조구치 박사의 잠깐 한마디 … 45

4장 사람들의 아픔과 고통을 돌보며 살다
"어쩔 수 없네요, 돌봐 드려야지"
다카다노바바 역 근처의 빈민굴 지대 … 50
미조구치 치과병원은 개인 자선병원 … 53
도쿄 유명 호텔의 식단을 먼저 고안해내다 … 55
고민 상담 및 분쟁 해결사 … 57

5장 금쪽 같은 자식을 앞세운 부모의 슬픔
"부모는 산에 묻고 자식은 가슴에 묻지요"
최대의 보물을 잃으면 되찾을 수 없다 … 62
자녀의 죽음에서 오는 고통은 평생 간다 … 68

6장 현대의학을 맹신하면 안 된다
"당신의 주위를 보세요. 오싹합니다"
항암제는 독물, 방사선은 살인 광선 … 72
주위 희생자들의 생생한 이야기 … 74

7장 의사가 돈을 탐내면 끝이다
"의사는 봉사심이 밑바탕에 있어야 해요"
환자를 위한 병원을 찾기 힘든 시대 … 78
오래 전부터 행해져온 잘못된 관행 … 80
인지상정을 모르는 의사들 … 82
의사의 자질이 중요하다 … 83
의술은 돈벌이 수단이 아니다 … 85

8장 아이에게 너무나 잔혹한 골수이식
"어린아이에게 그렇게 끔찍한 고통을 주면 안 돼요"

백혈병으로 고통 받는 어린이 … 90
골수 검사와 요추에서 골수액 흡출 … 92
치료 개시, 골수이식 전의 항암제 … 95
골수이식 후의 부작용과 고통 … 97
고통 끝엔 후유증 그리고 죽음 … 99

9장 병을 숨기고 일해야 하는 냉정한 현실
"아버지께 좀더 잘해 드리세요"

암을 감추고 단신으로 부임한 지점장 … 102
암 발생률이 높은 중장년 남성 … 104
각종 검사에 오히려 골병 든다 … 106
프로폴리스는 암을 막아준다 … 108
프로폴리스는 암 환자의 식욕을 되찾아준다 … 110

10장 최고의 약은 대자연 안에 있다
"약이란 역시 천연의 상태에서 만들어져야 해요"

통째로 먹는 영양 섭취를 모르는 현대인 … 114
오염으로 인해 맘 놓고 먹을 음식이 없다 … 116
폐암과 간암 환자로 만드는 담배와 술 … 117
효력이 좋은 농약은 독가스다 … 120
에이즈, 괴병 등 난치병의 시대 … 121
일본의 벌은 프로폴리스를 만들지 못한다 … 123
벌의 원시적 본능과 힘을 잃어가고 있다 … 124

진짜 프로폴리스는 제한된 양밖에 없다 … 126
하늘이 내려준 영약의 한없는 보고인 브라질 … 127

11장 프로폴리스를 발견하기까지 미조구치 박사의 인생 역정
"부끄럽지만 들어주세요"

미조구치 박사의 자유분방한 일대기 … 132
관동 대지진과 세계적 대불황 … 133
대학생에게 한턱내는 아이 … 135
열두 살에 자기 명의의 재산을 없애고 생긴 배짱 … 138
남을 돕는 것을 좋아하다 … 139
연극광의 소녀 … 141
원하는 것은 반드시 이루어낸다 … 143
인생의 밑거름이 된 유도 … 145
오토바이와 글라이더 … 146
후지 산 등반에서 기록을 세우다 … 148
마침내 의학박사가 되다 … 150
전쟁 중에 배우게 된 농사일 … 152
외국 여행을 다니면서 세상을 배우다 … 154
늑대가 우글거리는 세계 … 156
일본은 경계해야 한다 … 157
브라질에 가면서 생긴 에피소드 … 161
세계에서 가장 좋은 프로폴리스를 브라질에서 발견하다 … 162
앞으로의 일에 미리 대비하라 … 164

12장 암은 죽여도 생명은 지키지 못하는 현대의학
"나의 실패를 참고하세요"

운명을 달리하게 된 병원 치료 … 168
그토록 거부하던 항암제가 투여되다 … 170
의사는 암은 죽여도 인간의 생명까지는 돌보지 못한다 … 171
나의 죽음을 헛되게 하지 마라 … 172
돈을 좇아다니는 의사의 노골적인 실태 … 175
입원 환자들이 살아남기 위해서는 뒷돈이 필요하다 … 177
암 환자의 가족에게 권하고 싶은 영화 '대부' … 179
영화의 감동을 뛰어넘는 가족애 … 181
뇌종양으로 병원에 실려 온 청년 … 182
항암제로부터 아들을 지켜낸 가족 … 184

13장 미조구치 박사의 마지막 뜻
"남은 한 가지만 부탁합시다"

'프로폴리스 동우회 특별 기금' 설정 … 192
사람 보는 눈이 필요하다 … 194
일본계 브라질인은 진정한 일본인 … 196
외국인을 소홀히 대하면 안 된다 … 197
봉사정신의 모태, 보이스카우트 활동 … 198

미조구치 가즈에 박사의 좌우명 · 202

후기를 쓰며 · 203

브라질산 프로폴리스를 구입하려는 사람들을 위해 · 210

1장

암 투병 중에 프로폴리스의 진가를 알게 되다

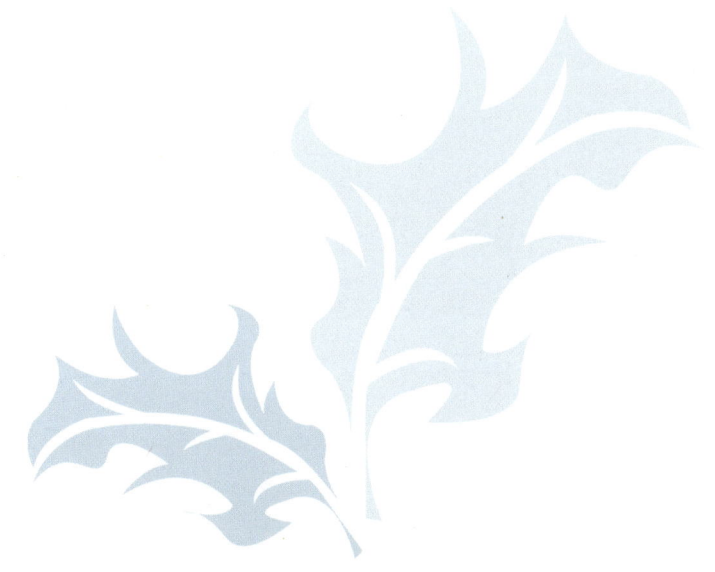

1장 암 투병 중에 프로폴리스의 진가를 알게 되다

"내가 프로폴리스 사용 제1호 환자예요"

❓ 프로폴리스로 7년째 암과 싸우는 치과의사와의 만남

"다카다노바바에 꿀벌의 양분으로 암과 7년이나 싸우고 있는 할머니 치과의사가 있다고 그러네."

우연히 친구가 해준 이 말에 솔깃해진 나는 바싹 귀를 기울이며 친구의 이야기에 집중했다.

르포라이터인 나는 직업상 호기심이 발동하기도 했지만, 실은 수년 후에 사이타마의 시골에 틀어박혀 집 마당에서 꿀벌을 기르고 번식시키며 그 꿀벌들과 함께 노후를 보내려는 계획을 가지고 있었기 때문이다.

요즘 유행하는 전원주택 붐에 휩쓸린 것 같은 값싼 동기에서가 아니다. 그것은 경황없는 현지 취재기자 생활에 쫓기면서도 소중히 키워 왔던 나의 꿈이었기에, 꿀벌이라는 말을 듣자마자 단숨에 흥미가 솟구쳤던 것이다. 이 부분에 대해서는 다음 장에서 자세하게 말할 기회가 있을 것이다.

"그래! 그럼 로열젤리인가?"

"로열젤리가 아니고 벌을 지키는 성분으로 프로폴리스라고 하는 거야."

"음, 처음 듣는 것인데 왠지 마음이 끌리네. 그분을 꼭 만나 보고 싶다."

이렇게 그 친구의 소개가 인연이 되어 미조구치 치과병원 원장인 미조구치 가즈에 선생님을 알게 되었다.

미조구치 선생님을 만난 이후로 나는 거의 매일같이 선생님을 방문하여 얘기를 들어가며 전기(傳記)를 써 내려가는 일이 시작되었다.

미조구치 선생님의 이야기를 듣고 있으면 얼마나 재미있는지, 이야기를 들을수록 진짜 여걸을 운 좋게 만났다는 생각이 들었다. 이런 인간 국보 같은 할머니를 좀더 빨리 만나지 못한 것이 매우 유감스러웠다.

미조구치 선생님은 유암 수술을 받은 이후 그것이 폐로 전이됐는데 '프로폴리스' 라는 꿀벌의 산물로 원기 왕성하게 투병하고 있었다. 단지 생명을 연장하고 있는 것이 아니라 지역 주민들을 치료해 주면서 사회봉사를 계속 하는 등 바쁜 일과를 보내고 있었다.

선생님은 치과병원을 개업하기 전부터 오랫동안 대학 의학부의 연구실에 다니면서 공부하여 의학박사 학위를 받았다. 한때 종합병원을 경영하여 원장 자리에도 있었기 때문에 병원에 관한 것과 개업의사들에 관하여 모르는 것이 없었다.

보통 그런 위치에 있는 사람은 발언하는 데 있어서 매우 신중하게 되는 법인데, 선생님은 아무 거리낌 없이 사실을 들려주었다.

3개월이라는 시한부 진단을 받다

내가 게이오 병원에서 유암 수술을 받은 것은 1985년 여름이었습니다. 그 후 항암제와 방사선에 의한 치료의 부작용 때문에 극도로 체력이 소모되어 거의 다 죽게 되었습니다.

의사들에게 병에 대한 것이나 약에 대한 것들을 물으면 아주 싫어하거든요. 나도 의사이지만 동료 의사들끼리 치료에 관해 말참견 같은 것을 하면 화를 낸단 말이에요.

동료 의사들끼리도 그러니 일반인들은 병원에 들어가면 말 한마디 하지 못하고 의사에게 몸뚱이를 맡긴 채로 죽는 시늉을 해야 해요. 몸뚱이가 잘리든지, 찔리든지 도마 위의 생선이에요.

힘껏 저항하지 않으면 영락없이 항암제를 맞게 되고, 머리털은 전부 빠져서 중대가리가 되고, 그뿐 아니라 콧속의 털까지 빠져 버리므로 코를 풀 틈도 없이 콧물이 그냥 줄줄 나와서 무릎 위로 떨어지는 그 한심스러움이란…….

'이제 곧 목숨까지 빼앗아 가겠구나' 하고 직감했지요. 담당 의사들도 '미조구치 가즈에의 여명은 불과 3개월'이라고 판단하고 있었던 것을 나중에야 알게 되었어요.

나는 병원하고도, 의사들하고도 싸우다시피 하여 게이오 병원에서 퇴원했습니다. 그리고 권해 주는 사람이 있어서 프로폴리스를 대량 복용하기 시작했습니다. 일본에서는 내가 프로폴리스 사용 제1호 환자인 셈이지요.

그 이후 2,000 이하로 감소했던 백혈구 수가 원래의 수준인 7,000~8,000으로 되돌아와 원기가 회복되었습니다. 항암제의 부작용으로 모두 빠져 버렸던 머리카락도 이전보다 더 많이 까맣게 나와 정돈되었습니다.

그 다음부터는 프로폴리스를 의지하여 계속 연명하고 이렇게 사회에 복귀할 수 있게 되었습니다.

의사들의 교만과 어리석음

말하기 어려운 것도 거침없이 말하는 것이 타고난 내 성격이고, 또 이제 난 할머니예요. 요즘 시대는 진실을 잘 말하지 않지요. 활자나 음성이 남게 되면 나중에 문젯거리가 될 수도 있으니까 말이에요.

나는 지금껏 결혼을 하지 않았고 자식도 없으니까 무서운 게 없어요. 그래서 진실 이외에는 말하고 싶지 않아요. 혹시 나의 발언이 관청이나 의약업계에 문제를 일으켜 미움을 받아도 조금도 두려울 게 없어요. 치과의사 면허 같은 것 반려해도 상관없어요. 의학박사 학위도 언제든지 던져 버릴 수 있어요.

오늘날 의사들의 무지, 어리석음, 교만은 구제하기 어려운 지경에까지 와 있다는 것을 우선 지적하고 싶습니다.

옛날의 의사들은 하나님이라든가 하늘의 도움이라는 것을 중요시했었어요. 그것이 올바른 거라고 봅니다. 과학이라든가 인간의 지혜라는 것은 다 한계가 있어요.

멍청한 의사는 자기가 공부한 테두리 안에서 세균에 관한 지식이나 약의 작용만으로 병을 고친다고 단정해 버리고, 그 실험 대상이 동물이 아닌 인간이라는 것을 망각하고 있습니다.

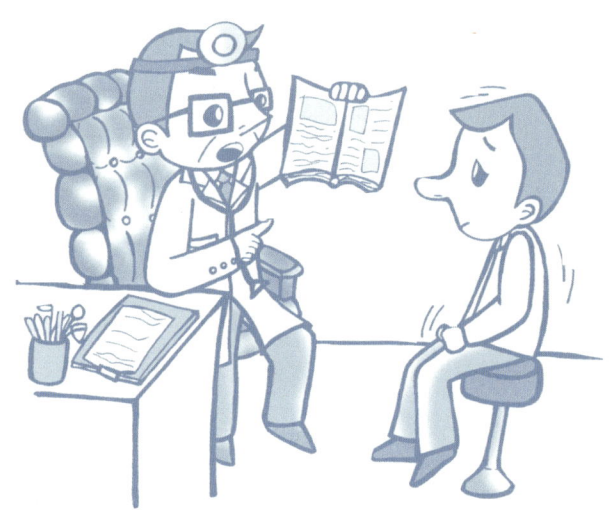

'이러한 병에는 약 몇 밀리그램' 이라고 의학 서적에서 배운 대로 어떤 환자에게든지 상관없이 처음부터 몇 밀리그램이라고 정해 놓고 투여해 버리는 거예요. 환자에 따라 가감이라는 것도 없고, 남녀 구별이 없어요.

나 같은 사람은 이렇게 몸이 작고 가벼우니까 갓난아기 정도의 양의 약으로 해 달라고 몇 번이나 부탁을 해도 안 되고, 보통 일인분의 양을 처방해 준단 말이에요.

기사회생의 희망을 주는 프로폴리스

나는 전에 병원도 경영했었고, 수십 년의 치과의사 경험이 있기 때문에 대개 얼굴만 보아도 병에 대해서는 알 수 있어요. 우리 병원에 오는 환자들의 경우 턱, 코, 귀밑 등에 암이 발생한 것을 보고 프로폴리스를 권해서 많이 고쳤어요.

만일 페니실린을 필두로 하는 항생물질이 등장하지 않았다면 프로폴리스는 자연 항생물질로서 아마 전 세계에서 영약(靈藥)으로 귀하게 여겨졌을 거예요.

그런데 페니실린이라는 항생물질의 출현으로 자연 영약은 한동안 세상 관심 밖으로 밀려나게 되었습니다. 게다가 현재 세균류, 바이러스류가 전보다 훨씬 강해져서 내성(耐性)이 생겨 버렸어요.

자연히 화학약품의 투여량을 더 많이 늘리지 않으면 효력이 없게 되었습니다. 그 결과 맹렬한 부작용으로 환자는 밟히고 차이고 하는 지경을 만나게 되는 거지요.

이 프로폴리스는 과학이나 자연을 장난감처럼 주물러서 자본주의, 배금주의로 세계를 엉망진창으로 만들어 버린 인류에게 겨우 남아 있는 희망이라고 생각합니다.

아쿠타가와 류노스케의 유명한 소설 《거미줄》이라는 것이 있지 않습니까? 그 소설처럼 지옥에서 탈출하여 극락에 갈 수 있는, 부처님이 내려 주신 한 줄기의 실과 같은 것이 바로 프로폴리스라고 나는 굳게 믿고 있어요.

갈수록 늘고 있는 어린이 암 환자

지금 백혈병에는 골수이식을 하는 것이 주류지요. 그렇지만 어린아이가 마구 찔리고, 쏘이고, 잘리고 하여 결국은 죽어 가는 것은 너무나도 잔혹한 일입니다.

골수이식이라는 것, 그런 짓을 해서는 안 되는 거예요. 나는 일본의 모든 어린이 암 환자들에게 나의 사재(私財)를 털어서 프로폴리스를 주려고 생각하고 있어요.

어차피 나는 벌써 74세, 그리 길게는 살 수 없을 테고, 죽어서 재산을 가지고 갈 수는 없는 것이니까 이 세상에 놓고 가겠어요. 골수이식을 기다리는 아이들에게 최후의 봉사를 하고 싶습니다. 그것이 내 인생의 최후의 목적입니다.

어린이에게는 위암이나 폐암은 거의 없다. 그런데 소아암은 5세 이상 어린이의 병사(病死) 원인의 1위를 차지한다. 백혈병이 어린이 암 중에 약 40%에 달하고, 그 외에 신경아세포종, 뇌종양, 악성 임파종, 망막아세포종 등이 이어진다.

어린이 백혈병의 경우 1년에 약 2,500명이 발병한다고 한다. 그러나 이것은 공식 기록에 지나지 않고 빙산 밑에도 상당히 있을 것이므로 실제로는 더 많은 숫자일 것이다.

최근 들어 어린이 백혈병 환자가 점점 더 늘고 있다. 의학계나 후생성(厚生省)은 정식으로 인정하고 싶어 하지 않지만 핵실험, 핵연료의 방사능 오염이 큰 요인이라는 것은 세계가 다 실감하고 있다.

설령 화학요법으로 관해(寬解) 즉, 병상이 가라앉은 상태가 되었다 할지라도 결국은 일시적 제어에 지나지 않고 오히려 부작용이 생겨 또다시 악화되고 대개는 사망하게 된다. 절망 끝에 쥐어짜낸 것이 '골수이식'이다. 그러나 그것이 얼마나 살아 있는 인간을 마치 실험동물과 같이 취급하는가를 미조구치 선생님은 신랄하게 지적한다.

골수이식을 기다리는 동안 프로폴리스를 먹어라

골수이식은 백혈병을 치료하기 위해 건강한 사람에게서 골수를 짜

내어 환자에게 주입하는 것인데, 그렇게 해서 불과 약간의 연명을 꾀한다는 것은 사도(邪道)가 아닌가요?

그러한 학설이나 수술이 새롭게 나왔다면, 그것이 얼마나 어린이와 그 주위에 고통을 가져다주는지 부모들은 더욱 깊이 생각해 보라고 나는 호통치고 싶을 정도예요. 앞으로 이 나라를 지고 갈 어린이들을 나는 염려하고 있어요. 우리들의 어린이는 우리들이 구해 주지 않으면 안 돼요.

방사선과 항암제를 대량으로 조사(照射)하고 투여하였을 때, 어린이는 몸 안의 면역 기구도 일시적으로 없어져서 의식도 거의 없고 심장만 뛰고 있을 뿐 반죽음의 상태가 되어 버리는 거예요.

골수이식하는 의사들은 이렇게 말합니다.

"일단 나무 한 그루, 풀 한 포기 없는, 불에 탄 들판 같은 폐허로 몸을 만들어 놓고 거기에 건강한 골수를 심어서 새로운 나라를 시작합니다. 불탄 들판에 골수 세포를 심으면 그 세포가 착상해서 건강한 자손을 늘려 줍니다. 악한 자는 다 죽었으니까 새로운 선한 자만으로 건설이 시작됩니다."

일단 불에 탄 들판같이 폐허가 된 인체, 그것도 민감한 어린이의 몸이 무사할 수가 있습니까?

지겹도록 고통스럽게 연속되는 검사 뒤에 이식하는 골수는 몇 만 명 중 한 사람밖에 적합하지 않으니까 제공자를 찾는 일도 큰일입니다. 환자에게 맞는 골수를 찾아내지 못하는 경우가 많은데, 그건 결코 이상한 일이 아니에요.

설사 골수이식을 하기로 결정해도 실제적인 이식까지는 상당 기간 기다려야 합니다. 기다려도 그냥 편안히 기다리는 게 아니에요. 준비 기간 중에 항암제를 대량으로 투여받게 되고 엄청난 양의 방사선에 쏘이게 됩니다. 제발 그것만은 피하라고 경고하고 싶어요.

기다리는 동안에 프로폴리스를 사용해 보세요. 혹 좋아져 재검사에서 결과가 좋게 나오면 그것으로 고통스럽고 괴로운 골수이식을 받지 않아도 되니 이쪽의 승리가 아니겠어요? 자기의 생명이라는 것은 자기가 지키지 않으면 안 됩니다.

내 말이 이해되고, 인연이 닿는 분들에게만 나는 말하고 싶어요. 먹기만 하면 되고, 아무 고통도 없고, 돈도 많이 들지 않으니 손해 볼 것 하나도 없어요.

'해볼까, 말까?' 그건 알아서 할 일이지만, 나의 진정한 권고를 듣기 싫어하는 사람은 인연이 없다고 생각해요. 할 수 없죠, 뭐. 나는 길게 얘기하고 싶지 않으니까 내버려 두겠어요.

그러나 진정한 치료의 시작은, 제삼자보다 환자 자신이 필사적으로 살려고 발버둥치는 데서부터 시작된다고 생각해요. 그렇지 않으면 목숨이라는 것, 구하기 어려워요.

뒤에 자세히 말하겠지만 진짜 프로폴리스는 이젠 지구상에 제한된 분량밖에 없어요. 그래서 우선 우리나라 사람에게만, 그것도 어린이 중심으로 주고 싶어요. 다른 나라 사람들에게 주고 싶어도 그만한 분량이 없어요.

2장

프로폴리스란 과연 무엇인가

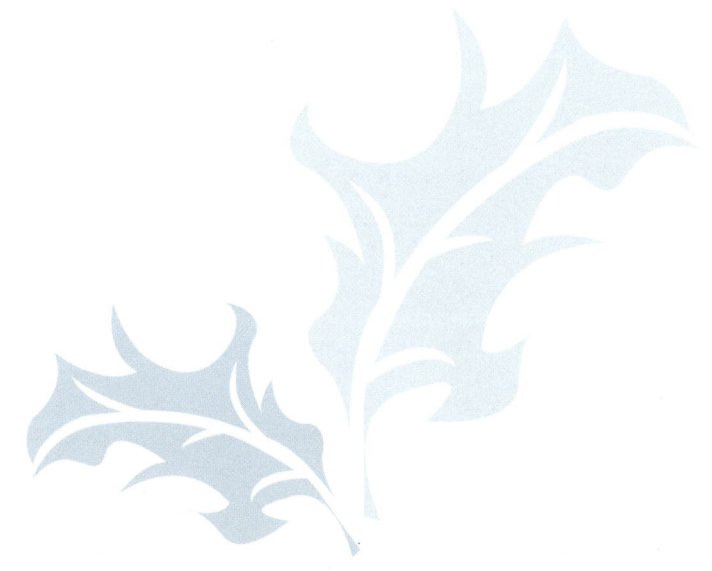

2장 프로폴리스란 과연 무엇인가

"프로폴리스는 정말 신비한 영약입니다"

꿀벌 덕분에 죽음의 문턱까지 갔던 병마를 이겨내다

여기에서 르포라이터이자 전기작가인 내가 꿀벌을 기르고 싶다고 생각했던 최초의 동기를 잠깐 말하고 싶다.

20여 년 전에 아리요시 사와코의 《왕대》라는 소설을 읽은 적이 있다. 이 소설에 깊은 감명을 받은 나는 언제부터인가 훗날에 꿀벌과 함께 살리라는 꿈을 간직하게 된 것이다. 소설이라고는 하지만 실제 있었던 일을 바탕으로 한 논픽션이다.

실제로 와카야마 현의 기슈 밀감의 원산지에 소설의 주인공이 된 사람이 살고 있는데, 마침 와카야마 출신인 작가 아리요시 사와코가 그 사람의 이야기를 듣고 나서 감동을 받아 단숨에 써 내려간 작품이 《왕대》라는 소설이다.

이 실화소설의 주인공은 중한 폐결핵으로 죽음을 가까이 한 환자였다.

아직 화학약품으로 항생제가 나오기 전이라 이 중증의 결핵 환자는 속절없이 죽음의 종착역으로 향하고 있을 뿐이었다. 마치 이미 죽은 사람과 같이 보였다.

동네 사람들은 행여 환자의 몸에서 균이 전염될까봐 그와 대화하는 것을 피하고, 심지어 그가 혼자 사는 집 앞을 지나다닐 때는 입과 코를 막고 부리나케 뛰어서 지나가곤 했다.

이 주인공 역시 사람을 꺼려하여 동네에서도 멀리 떨어진 산기슭에 산장을 지어 달라고 하여 부모 형제들과의 교섭을 일체 끊고 혼자만의 생활을 하고 있었다.

실은 산장이라 해도 지금의 호스피스와 같은 '죽음의 집' 같은 것이었다. 그런데 뜻밖에도 틀림없이 죽으리라 생각했던 주인공 남자가 꿀벌 덕분에 건강을 되찾았을 뿐만 아니라 양봉업자로서 큰 재산가가 되었다.

이 남자는 "병에는 산양의 젖이 좋다"는 말을 듣고 처음에는 산양을 키웠다. 그러나 전혀 힘을 쓸 수 없어서 산양을 데리고 풀을 먹이러 가는 것만으로도 이내 지쳐 버렸다.

하지만 이 남자의 행운은 "큰 병에는 벌꿀이 좋다"라는 예로부터 전해 내려온 그 지방의 입소문을 듣고 믿게 된 것으로부터 시작되었다.

남자는 2만 마리의 꿀벌을 사들여 그 벌통의 주인이 되었다. 다행인 것은 남국 기슈는 엄동설한을 제외하고는 언제나 꽃이 흐드러지게 피는 곳이라는 점이다. 아무리 몸이 맥을 못 추는 사람이라 할지라도 그다지 걱정할 것은 없다. 왜냐하면 꿀벌만큼 고마운 일꾼은 없으니까 말이다.

남자는 힘이 있을 때만 벌통 청소를 해주었다. 최초로 채밀(採蜜)해서 천연의 영약 벌꿀이 4리터 나왔다. 방금 채밀해서 향기가 물씬 나는 벌꿀을 남자는 그대로 들이켰다. 그렇게 해서 한 달에 4~6리터를 마시는 중에 폐병은 완전히 치유되었다.

꿀벌은 그 숫자가 불어나서 5년 후에는 벌통이 50통이나 되었다. 꽃이 만발할 때는 한 달에 100리터 이상의 꿀이 채집되었다. 더욱이

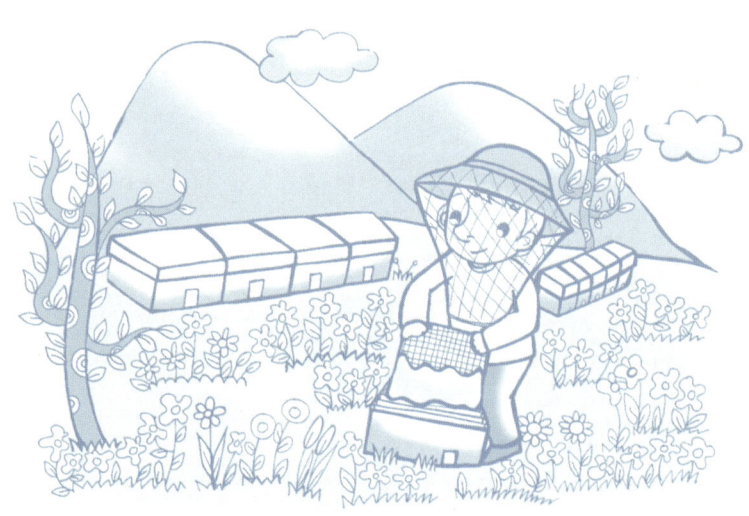

이 꿀벌들이 꽃의 교배를 도와주어 근처의 밀감 수확을 30%에서 50%까지 올려놓았다. 당연히 주위 농가에서 몹시 고마워했다.

완전히 건강한 신체로 다시 태어난 남자는 드디어 400통의 벌통에, 400만 마리의 벌을 부리는 당당한 양봉업자가 된 것이다.

이와 같이 죽음에 임박했던 사람이 양봉으로 건강을 회복했다는 이야기가 그 당시에 얼마나 나의 흥미를 불러일으켰는지 모른다.

처음에는 단순히 로열젤리의 효능이라고 생각했는데, 잘 읽어 보니 그 남자는 벌꿀을 뒤집어쓰는 것 같이 마셨을 뿐이고, 로열젤리를 벌집에서 긁어모으는 것 같은 일은 하지 않았다. 순수한 벌꿀만으로 목숨을 건진 것이었다.

다시 꼼꼼히 읽어 보면서 그것은 프로폴리스를 최대한 섭취한 사람이 죽음의 늪에서 소생한 이야기라는 것을 가까스로 알게 되었다.

프로폴리스는 벌꿀 속에 포함되어 있는 성분은 아니다. 그렇지만 꿀벌이 벌집을 지을 때, 벌집 여기저기에 프로폴리스가 사용된다. 그런 벌집에서 인간이 채밀을 하게 되면 자연스럽게 그 속에는 프로폴리스가 섞여 있게 마련이다.

'병과 싸워 죽음을 극복하다!'

이것처럼 드라마틱한 이야기는 좀처럼 없을 것이다.

나 역시 암이라는 질병에서 예외일 수 없다는 생각을 한다. 어쩌면 노후에 암이 찾아올지도 모른다는 예감이 든다. 그것은 고령화 시대에 피할 수 없는 것이다. 그럴 경우에 '꿀벌의 산품(産品)으로 투병해 보리라'는 이전부터의 노후 계획이 이번에 더욱 실감나게 느껴졌다.

이제부터 '프로폴리스란 무엇인가'에 대해 미조구치 선생님으로부터 들은 것을 그대로 옮겨 보겠다.

벌집에서 추출한 천연 항생물질, 프로폴리스

우리는 로열젤리와 벌꿀 둘 다 건강 증진에 좋은 것으로 알고 있습니다. 그런데 프로폴리스는 그것과는 또 다른 것으로, 일본에서는 '꿀의 진'이라고 부르고 한국에서는 '봉교(蜂膠)'라고 부릅니다.

프로폴리스는 꿀벌이 수목의 껍데기나 싹에서 모아온 수지성 물질을 소재로 하여 타액 등을 섞어 만든 끈적끈적한 물질로서 독특한 향기가 있고 황록색을 띠고 있지요.

프로폴리스의 쓰임은 다음의 두 가지로 분류할 수 있습니다.

첫째, 벌집의 내벽에 문질러 칠하고 벌집의 틈새나 갈라진 데를 막아 빗물이 들어오지 못하게 합니다. 내벽재라고 생각하면 됩니다.

둘째, 벌집 안을 살균하고 청결을 유지하게 합니다. 강력한 살균력에 의해 무균 상태로 만드는 동시에 외적의 침입을 막습니다. 하나의 벌집에 수만 마리의 꿀벌들이 건강하게 살고 있는 것은 바로 이 프로폴리스 때문입니다.

벌집의 내부는 초과밀 상태로 꽉 차 있으므로 바이러스나 박테리아 같은 미생물의 침입으로 병이 발생하면 벌들은 순식간에 전멸되고 맙니다. 그것을 방지하는 것이 프로폴리스인데, 항생물질로서 효과를 발휘하기 때문입니다.

벌집 안의 벌 한 마리가 죽었을 경우, 동료들은 죽은 벌을 프로폴리스로 싸 버립니다. 그러면 시체는 부패되지 않고 내부도 무균 상태로 보존됩니다. 벌집 안에 들어간 곤충들, 외적은 침으로 찔러 죽인 후 프로폴리스로 싸서 미라로 만들어 버립니다.

간단히 말해서 벌의 독은 공격하는 무기이고, 프로폴리스는 벌집 전체를 지키는 무기로서 조금도 허술함이 없는 완벽한 요새를 만드는 역할을 한다고 볼 수 있습니다.

지구상의 생물들은 주위의 환경 변화에 적응하지 않으면 살아남을 수가 없습니다. 그런데 벌만큼은 오랜 세월 변하지 않고 있습니다.

4천만 년 전의 벌의 화석을 보면 오늘날의 벌과 똑같습니다. 식물의 은혜를 직접적으로 취하고 있는 탓에 진화할 필요가 없었나 봅니다.

홍법대사의 프로폴리스에 대한 위대한 예언

"우리들이 살고 있는 삼척 사방에 모든 병을 고치는 물질이 존재하고 있다."

홍법대사는 천 년 전에 이러한 예언을 했습니다. 동서남북 약 3m 정도인 좁은 삼척 사방에 만능약이 있다는 말의 진의를 좀처럼 이해할 수 없었는데, '존귀하신 분이 말씀하신 것이니까' 하여 삼척 사방에 나와 있는 식물의 잎이나 뿌리의 성분이 사람들의 최초의 연구 대상이 되었지요. 그래서 산야의 초목을 달여서 먹는 약이 생긴 것입니다. 그런데 사실은 홍법대사가 말씀하신 것은 그것보다 더 중요한 것을 가리키고 있었습니다. 프로폴리스야말로 그 열쇠의 주인공입니다.

　벌집이 있는 장소는 우리가 살고 있는 곳에서 확실히 삼척 사방이라는 좁은 반경 안에 있습니다. 그렇지만 벌의 행동 범위는 4km 사방이나 됩니다. 그 먼곳에서 벌들은 식물의 정(精)을 가깝게 운반해 옵니다. 홍법대사의 프로폴리스에 대한 예언이 이제서야 겨우 빛을 보게 된 것입니다.

　식물이 먼저 형성되고 그 다음에 동물이 만들어졌습니다. 우리들이 동물의 고기를 먹는다고 해도 그 동물들은 식물에서 생명을 얻고 있으니까 결국 우리는 동물로 이동한 식물의 생명을 먹는 셈입니다. 생명의 부모는 식물인 것입니다.

　홍법대사의 '삼척 사방'이라고 하는 말씀이 얼마나 위대한 것이었던가를 곰곰이 음미해 보도록 합시다.

3장

프로폴리스를 체험한 사람들의 이야기

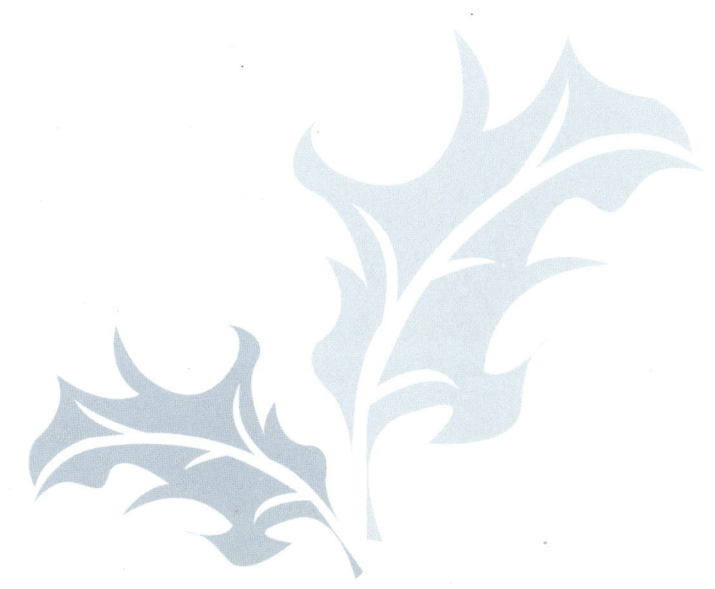

3장 프로폴리스를 체험한 사람들의 이야기

"우리 환자들에게 큰 도움을 주고 있어요"

미조구치 박사의 프로폴리스 체험

어느 날 나는 미조구치 치과병원의 대기실에서 환자들과 함께 프로폴리스에 대한 강의를 들었다. 미조구치 선생님은 프로폴리스의 복용 효과를 구체적으로 이해하기 쉽게 설명하고 있었다.

자신이 암에 걸렸음을 감추지 않았고 수술 후에도 건강하게 사회에 복귀했을 뿐만 아니라 남들보다 더 많은 활약을 하고 있다는 것을 지역 주민들은 잘 알고 있었으므로 선생님의 강의는 더욱 호소력이 있었다.

프로폴리스라고 하는 것의 진가를 세상이 아직 모르고 있을 때에,

프로폴리스가 다카다노바바 일대를 중심으로 보급되기 시작했다는 것은 미조구치 선생님의 인격과 자신의 체험에 의한 설득력이 컸으리라고 생각한다.

    내가 처음에도 말한 것처럼 유암 수술을 받고 항암제와 방사선의 부작용으로 체력이 극도로 소모되고 말았지요. 그런데 내가 주선해서 브라질에 가 있던 나카시마 군이 브라질의 프로폴리스를 가지고 나를 찾아왔어요.

    그의 권유로 프로폴리스를 대량으로 복용하기 시작했는데 형편없이 감소해 있던 백혈구가 원래의 수치로 돌아오고 건강이 회복됐어요. 이것은 암을 억제하는 효과, 백혈구 증식 효과입니다.

    또 항암제의 부작용에 의해서 전부 빠져 버렸던 모발이 이전보다 더 많이 까뭇까뭇하게 나왔어요. 분명한 육모 효과지요. 지금 각 화장품 회사가 육모 효과를 호소하는 선전을 몇 십억이라는 거금을 들여서 하고 있는데, 오늘날 프로폴리스만큼 육모 효과를 내는 것은 달리 없다고 생각합니다.

    내가 처음에 프로폴리스를 먹은 날 밤, 자리에 누웠는데 어느새 푹 잠이 들어 눈을 뜨고 보니 아침이어서 참으로 상쾌한 기분이었어요. 수면 도입 효과이지요.

    요즘은 손과 발이 언제나 따뜻하니까 집에서는 양말이 귀찮아서 벗고 있어요. 혈액의 흐름을 촉진하는 효과이지요.

    아무리 긴장하며 일을 해도 싫증이 안 나고 피곤하지도 않아서 일을 끈기 있게 지속할 수 있는 것이 참으로 감사해요. 건강 증진 효과이지요.

내 친구 하나도 병약한 몸으로 태어나 언제나 안색이 좋지 않았는데 프로폴리스의 효과로 아주 건강체가 되어 아는 사람들까지도 다른 사람으로 착각할 정도로 밝고 맑은 얼굴로 바뀌었어요.

오랜 세월을 류머티즘으로 고생했던 여성이 무릎 관절의 아픔에서 해방되어 앉을 수 있게 된 예도 있어요. 그리고 자궁암 수술하라고 선고받은 여성이 프로폴리스를 대량 복용하기 시작하면서 검사할 때마다 암이 작아지더니, 결국은 소멸해 버린 일도 있어요.

열탕으로 발에 화상을 입은 여성이 환부를 흐르는 수돗물로 식힌 다음 프로폴리스액으로 처치를 했는데 아프지도 않고 곪지도 않더니 그 후에 흉터도 안 남고 깨끗이 나았던 일은 지금도 잊지 못해요.

❓ 깊은 수면과 원기 회복의 효과를 보다

미조구치 치과병원의 환자 가운데 한 사람인 나와다 하루지 박사는 미조구치 선생님으로부터 프로폴리스의 약효를 듣고 복용하기 시작하여 완전히 건강을 되찾았다.

나는 7년 동안이나 프로폴리스를 애용하고 있는 나와다 박사에게서 직접 프로폴리스 효과를 본 이야기를 들을 수가 있었다.

그는 제약회사의 연구소에 근무하는 약학박사인지라 자신의 체험

담과 아울러 약에 일가견이 있는 전문가로서의 견해를 들려주어 무척 유익했다.

내가 미조구치 선생님을 만나게 된 것은 1985년이었습니다. 어느 날 선생님 진료실에서 프로폴리스에 대한 강의를 들었는데 한번 시험해 보고 싶은 생각이 들었습니다.

처음에는 프로폴리스를 아주 소량으로 먹었습니다. 플라스틱 용기에 들어 있는 프로폴리스 에탄올 추출액을 한 병 받아서 1일 1회 5방울씩 그날 저녁 식사 후 처음으로 벌꿀을 약간 넣은 미지근한 물에 타서 복용했습니다.

그날 밤은 수면을 취하는 것이 다른 때와 달리 빨랐습니다. 나는 평소에 깊은 잠을 못 자고 밤중에 한 번 정도 깨곤 했습니다. 그러면 그때부터 라디오의 심야 방송을 들으면서 흐리멍덩한 반수면 상태로 아침을 맞이해야 했지요.

그런데 그날 밤은 한번도 잠을 깨지 않고 숙면을 하게 되어 아침에 일어날 때 기분이 너무나 좋았습니다. 차츰 복용량을 늘려서 아침과 저녁 2회로 했더니 수면 도입 효과는 더욱 현저해졌습니다.

나는 원래 소모성 체질이라서 하루의 근무가 끝나면 몸이 극도로 지쳐 버립니다. 그런데 프로폴리스를 먹기 시작한 후부터는 아침부터 원기가 넘쳐났습니다.

회사에서도 아침 일찍부터 일을 시작해서 한참 일에 몰두하다 보면 어느새 점심시간이 되곤 합니다. 그만큼 체력과 기력이 좋아진 것

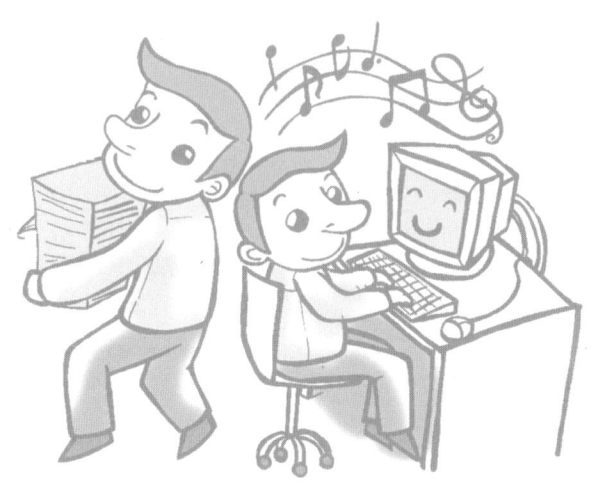

이지요.

오후 근무를 시작해서 끝나는 시간이 지나기까지 의욕이나 긴장, 주의력이 지속되어서 일을 끝내는 것이 아쉬울 정도가 되다 보니 참으로 놀라웠습니다. 이것은 신경계 자극의 효과이겠지요.

태어나서 이런 몸의 상태를 처음으로 느껴 본 터라 '아하! 체력이 있다는 것은 바로 이런 것이구나' 하고 내심 감탄했습니다. 나는 프로폴리스 복용 이후 잡념이 사라지고 장시간 하는 일에 정신을 집중할 수 있게 되었습니다.

세상사에 무신경했던 내가 정서적으로 안정이 된 건지 작은 일에도 쉬 감동되고, 어려운 문제 해결에 도전하고 싶은 의욕도 생겼습니다. 마치 대학 진학을 위한 수험 공부를 하던 시절의 젊음을 되찾은 것 같은 나날이었습니다.

담낭에 생긴 폴립이 사라지다

나와다 박사의 회사에서는 50세 이상의 사원들을 입원시켜 검사하는 제도를 실시하고 있다.

1988년 3월, 초음파 검사에서 나와다 박사의 담낭에 폴립(polyp)이 발견되었다. 폴립뿐이라면 양성 종양이지만 그중에는 악성 종양으로 변하는 것도 있으므로 담낭암의 전암 단계라고도 말할 수 있다.

3개월 후의 검사에서도 폴립은 없어지지 않았다. 나와다 박사는 곧바로 미조구치 선생님과 상담하여 프로폴리스를 1일 2회 30방울로 양을 늘렸다. 이와 동시에 평소의 식사로서 미조구치 선생님의 처방에 의한 특별 생즙, '비타미-나'를 마셨다.

다음 장에 나오겠지만 선생님은 전쟁 중 식량이 부족할 때 직접 농사를 지어 농산물을 친척들에게 나누어 주기도 했던 분이라 야채 먹는 법에 대해서는 전문가이다.

그는 미조구치 선생님으로부터 영양 만점의 특별 생즙 '비타미-나' 만드는 법을 배웠다.

'비타미-나' 요법을 내 병원의 단골 환자들은 많이 실행하고 있어요.

재료는 농약과 화학비료를 쓰지 않고 기른 푸른 잎 채소들로 쑥, 냉이, 범의귀, 민들레, 무잎, 자운영, 감나무의 어린잎 등을 쓰지요. 그리고 내 나름대로의 독특한 고안으로 여러 가지를 섞어요. 밥, 우유,

요구르트, 계란, 약용 벌꿀, 프로폴리스, 현미, 오트밀, 미역, 녹미채, 바나나, 이외에 제철에 나온 과일들이에요.

녹즙은 자칫 풀 냄새가 나기 쉬운데 이렇게 만들면 그런 냄새도 없어지고 주식을 대신할 수도 있어요. 냉장고에 얼려서 간식으로 어린이들에게 먹이는 집도 있어요.

잎을 식용하는 잎채소는 성장 초기에 새싹 부분을 뜯어서 쓰는 것이 가장 좋아요. 꿀벌이 새싹에서 프로폴리스를 취하는 것과 같은 원리이지요.

우리 집 앞마당에서 봄이면 어김없이 일곱 가지 풀을 뜯게 돼요. 농약 범벅의 야채보다 얼마나 좋은지 몰라요. 마당이 없다고 해도 마음만 있으면 화분으로라도 양념거리 정도는 집에서 키울 수 있어요. 할 마음이 없으면 자기 밭을 가지고 있어도 못하는 법이에요.

나와다 박사는 초음파 재검사를 그해의 7월, 10월, 다음해 3월 등 정기적으로 받았다.

담당 의사는 이렇게 권했다고 한다.

"초진할 때와 비교해서 별로 변화가 없는데, 지금쯤 수술을 받는 것이 어떻습니까?"

그러나 나와다 박사는 그 권고에 응하지 않았다. 그것은 약사라는 전문가다운 탐구심 때문이라고 할 수 있을 것이다.

"나로서는 프로폴리스의 효과를 기대하고 있었기 때문에 수술을 할 필요가 없다고 믿고 있었습니다. 또 미조구치 선생님의 얘기로는 위암, 자궁암, 백혈병에 프로폴리스가 효능이 많다는 것은 증명되었지만 담낭암에 대한 임상 예(例)는 아직 없다는 것입니다. 그렇다면 내가 담낭암의 첫 번째 예가 되어야겠다고 생각했지요. 초진에서부터 만 2년이 지난 1991년 3월의 초음파 검사까지 해서 지난 3년간 다섯 번의 초음파 검사를 받았습니다. 그 결과 초진 이후의 사진과 비교해 보니 염증 부위의 흔적이 완전히 사라지고, 딱딱한 폴립 한 개가 확인되었을 뿐입니다. 프로폴리스를 끝까지 믿었던 나는 무척이나 기뻤습니다."

나와다 박사는 자신의 폴립하고는 또 다른 좀 별난 경험을 1990년 가을에 했다. 그 해는 가을에서 겨울에 걸쳐 소화기에 장애를 일으키는 악성 인플루엔자가 유행하고 있었다.

그는 출근 도중에 갑자기 급성 변의를 느끼게 되어 찰나의 여유도 없이 바로 옆에 있던 공원의 화장실에 뛰어들었다. 아마 몇 초만 늦었으면 싸 버렸을 것이라고 하였다. 그것도 설사 같은 변이었으니 늦었으면 큰일 날 뻔했다.

"그런 일이 있었던 것은 그때 딱 한 번뿐이었습니다. 나중에야 '아하' 그때 그 돌연적인 변의는 가볍게 걸린 인플루엔자의 증상이었고, 마침 나는 프로폴리스를 계속 마시고 있던 중이라 프로폴리스의 항(抗)바이러스 효과 덕분으로 불상사가 그 정도로만 그쳤다는 것을 알게 되었습니다. 당시 나의 연구소에서는 많은 직원들이 심한 인플루엔자 때문에 결근하는 일이 잦았습니다. 그런데 젊은 사람에 비해 저항력이 떨어져 있을 법한 50대 중반의 내가 출근길에 가벼운 설사만으로 끝난 것은 참으로 다행스러운 일이었습니다."

다양한 효능을 발휘하다

우리 집 외동딸도 프로폴리스를 복용하고 있어요. 그 아이는 간호대학을 나와 간호사로서 병원의 병동에 근무합니다.

간호사라는 직업은 아시다시피 통상 근무, 심야 근무, 철야 근무를 교대로 하니까 건강을 유지하는 게 쉬운 일이 아닙니다.

조금이라도 피곤이 쌓이게 되면 약제에 의해 내성(耐性)이 생긴 병원 안의 병원균에 감염되고 맙니다. 이를 '원내감염(院內感染)'이라고 하지요.

딸아이는 1년에 한 번이나 두 번은 꼭 몸살로 드러눕곤 했습니다. 병동 근무를 시작하고 4년 후부터 프로폴리스를 복용하기 시작했는데, 그 뒤로는 몸살을 앓는 일도 없고 손발의 냉기도 없어졌습니다. 혈행(血行) 촉진 효과가 현저했어요.

나의 노모도 프로폴리스 덕을 보셨습니다. 어머니는 75세로 오랫동안 무릎 관절통으로 고생하고 계셨습니다. 우리하고는 따로 살고 계시지만 가끔 만나 뵈러 갈 때마다 안색이 좋지 않고, 안면에 거미줄이 있는 것 같은 표정을 볼 때마다 나도 어두운 기분이 되곤 했습니다.

내가 프로폴리스 덕택에 이만큼 좋아졌다고 말씀드리고, 마시기 쉽도록 벌꿀과 함께 마시도록 해 드렸습니다. 보름쯤 지나서 방문했더니 어머니 얼굴 표정에서 그늘이 사라지고, 투명한 얼굴색에 눈이 맑고 표정이 풍부해졌습니다.

어머니는 프로폴리스를 복용한 지 3개월 만에 무릎의 통증이 확실히 경감되고 무릎을 구부릴 수 있게 되었다고 하시면서 앉아서 보여주시고, 역의 계단을 오르내리는 것도 편해졌다고 기뻐하고 계십니다. 프로폴리스는 신경통 경감 효과도 있더군요.

미조구치 선생님에게도 여러 명의 류머티즘 환자들로부터 저의 어머니가 경험한 것 같은 내용의 편지가 온다고 들었습니다.

프로폴리스의 효능은 나와 내 가족이 체험한 것만 해도 항균 작용, 항염증 작용, 항바이러스 작용, 항종양 작용, 면역 작용, 국소 마취 작용, 조직 재생 작용, 체내 효소계 활성화 작용, 혈행 촉진 작용 등을 꼽을 수 있습니다.

이것 외에도 프로폴리스에 대한 더욱 본격적이고 조직적인 기초 연구, 임상 연구가 기대됩니다.

🎵 미조구치 박사의 잠깐 한마디

나와다 박사는 자신과 가족이 프로폴리스에서 얻은 유익을 과장 없이 말하는데, 진실미가 있어서 참 좋았어요.

그런데 그분의 말씀 중에서 끝부분의 "본격적이고 조직적인 기초 연구, 임상 연구가 기대됩니다"라는 말은 내가 "잠깐, 좀 기다려 줘요" 라고 말하고 싶어요.

그분은 제약회사의 연구실에 있는 분이니까 그런 연구를 해야겠다는 발상이 나오는 것은 당연한 것이겠죠. 그것이 나쁘다고 생각하지는 않아요.

그런데 프로폴리스가 연구실에서, 또는 병원에서 조사, 분석되어 그 전부가 해명될 것이라고 생각해선 큰 잘못이라는 거예요.

자연이라든가 인체라는 것은 우리의 현재의 생물학적 지식으로는 감히 미칠 수 없는 복잡 미묘한 존재입니다.

인간이 만든 약으로는 모든 병을 치료할 수 없다는 것과 인간의 지혜에는 한계가 있다는 사실을, 우리는 암이나 에이즈를 극복하지 못하는 현실을 통해 철저하게 배웠잖아요. 인간은 너무나도 스스로를 과신하고 있다고 생각해요.

미국은 케네디 대통령 시대에 항암제 개발을 국가의 지상 명령으로 정한 적이 있었잖아요. "미국인은 핵병기도, 원자력 잠수함도, 달 로켓도 만들었다. 미국인의 과학력으로 정복하지 못할 것은 아무것도 없을 것이다. 암의 정체도 우리 미국이 해명하고 정복한다"라고 말이에요.

해보려는 노력이라고 표현하면 듣기는 좋겠지만, 한마디로 교만이에요. 비록 다른 분야의 과학은 하루가 다르게 진보해 왔을지 모르지만, 암을 약품으로 누르는 것만큼은 실패했어요.

인류는 암과의 전쟁에서 세계 대전을 두 번 치른 것보다 더 많은 희생자를 냈다고 나는 보고 있어요. 원자력, 우주 비행… 이런 것들은

'초과학'이라는 이름 하에 고도(高度)이긴 하지만, 인공적으로 짜 맞춘 기술로서 고작 인간의 지혜에서 얻은 산물에 지나지 않아요.

우리의 인체는 우주 은하계를 그대로 축소해 놓은 것 같은, 참으로 신비한 존재입니다. 대자연이라는 것은 인간의 상상을 훨씬 뛰어넘는 복잡 미묘하고 심오한 세계죠. 이런 것들을 사람이 이론적으로 해명하고 설명하는 것은 불가능하다고 봐요.

내가 나와다 박사의 '이론적·임상적 해명'이라는 발상에 한마디 하고 싶어지는 게 바로 이 점이에요. 연구한다는 것은 대단히 좋지만, 프로폴리스라는 물질에 대한 학문적 결론을 서둘러서 내리려다 미궁에 빠져서 결국 어설프게 꾸며대게 되면 프로폴리스에 흠집이 생겨서 못써요.

암 환자들의 죽음은 항암제나 방사선 탓만이 결코 아니에요. 과학적으로 시술한다는 의사의 자만이 많은 인명을 빼앗고 있어요. 조기 수술은 될 수 있는 대로 서둘러야 하겠지요. 수술 후 항암제를 대량으로 사용하지만 않는다면 살아나는 경우가 있으니까요.

그런데 시각을 다투어 입원했는데 정작 병원에서는 검사 또 검사의 연속으로 몇 주간 혹은 한 달까지도 시간을 헛되이 낭비해 버리는 일이 허다해요.

겨우 확정 진단이 떨어졌을 때는 진행성 암인 경우, 무서운 속도로 악화되니까 그때는 어떤 치료를 시도해도 때를 놓쳐 이미 손을 쓸 수 없었다는 안타까운 뒷얘기가 많이 있습니다. 암 환자는 항암제뿐만 아니라 연속되는 검사 때문에도 죽게 되는 거예요.

프로폴리스가 독이나 부작용이 없다는 것은 이미 증명된 사실이니까 더 많은 연구는 해볼 만한 일이므로 진행하되, 우선 사람의 목숨이 급하니까 환자와 인명 본위(本位)로 프로폴리스 치료를 서슴없이 서두르는 게 현명한 일입니다.

4장

사람들의 아픔과 고통을 돌보며 살다

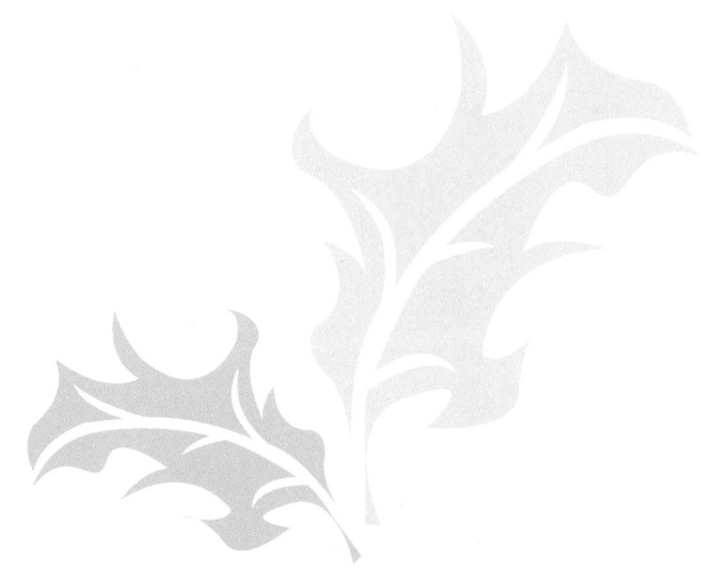

4장 사람들의 아픔과 고통을 돌보며 살다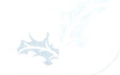

"어쩔 수 없네요, 돌봐 드려야지"

다카다노바바 역 근처의 빈민굴 지대

내가 미조구치 치과병원에 매일같이 다니면서 새롭게 알게 된 것은 다카다노바바 역 주변에는 심신 장애자들에게 봉사하는 기관이 많다는 것이다.

점자도서관을 비롯하여 헬렌켈러협회, 도쿄맹인협회, 일본맹인연합회, 심신장애복지센터 등의 복지시설이 집중되어 있어서 도쿄 내에서는 복지 중심의 장소였다.

이러한 곳에 미조구치 선생님이 치과병원을 개업한 것은 그녀의 복지정신에서 비롯되었고, 노인들을 접대하고 개인 재산을 털어서 프로폴리스 보급에 힘쓰는 것 역시 봉사정신에 따른 행동임을 알 수 있었다.

간다 강을 따르는 저지대가 다카다노바바 역의 한쪽으로 뻗어 있었는데, 이곳은 예전에 도쿄의 빈민굴 지대 중 하나였다. 지금은 땅값이 폭등해 버려서 이곳이 전에는 빈민굴이었다는 것을 요즘 사람들은 믿지 못할 것이다.

그러나 예전에는 강을 따라 나 있는 이 저지대에 빈민굴이 모여 있었다. 강물의 범람으로 수해가 끊임없이 일어났기 때문에 가난한 사람들 외에는 아무도 이곳에 살지 않았다.

이 간다 강의 범람은 1년 내내 있는 일이어서 1974년부터 1982년까지 자그마치 수해를 열세 번이나 당했다. 그곳에 사는 주민들은 방범대를 만들어서 밤새 순회도 하고, 소형 펌프로 침수된 집에서 물을 퍼내기도 하는 등 곤혹을 치렀으나 지금은 정화시설도 잘 되어 있고, 방류한 잉어들이 헤엄을 치고 있다.

미조구치 선생님은 개업 당시의 추억에 관한 이야기로 시간 가는 줄 몰라했다.

이곳 일대는 옛날부터 다이쇼제약, 주가이제약, 다케다제약 등의 공장들이 들어서 있었어요. 전쟁 중에는 학습원(學習院)의 아래쪽에 있었던 덕분에 미군이 폭탄을 떨어뜨리지 않고 지나가서 다행히 불타지 않고 남을 수 있었습니다.

전쟁이 끝나자 제약회사에는 새로운 바람이 불어 닥쳤어요. 아무

것이나 둥글둥글하게 뭉쳐서 비타민제라고 이름만 붙이면 날개 돋친 듯이 팔려 나가는 시대가 온 거죠. 아마 제약회사들, 돈을 갈퀴로 긁듯이 무한정 긁어모았을 거예요.

당시 나는 주로 의대 연구실에 틀어박혀 있었고, 또 학자가 되는 꿈도 갖고 있었어요. 학위도 받으려고 하던 참이었어요.

그런데 우리 집이 다카다노바바 근처에 있는 메지로의 고급 주택지에 있었어요. 그 점에 눈독을 들인 사람이 있었는데, 바로 다케다제약의 공장장이었죠.

하루는 그가 어머니를 찾아와서 "매주 하루만이라도 좋으니 따님께서 우리 공장 직원들을 봐 주셨으면 좋겠습니다" 하고 애원하듯이 부탁했대요.

당시 제약회사는 공장에 생산 주문이 밀려서 아무리 약을 찍어내도 물량이 쫓아가지 못할 정도였으니까 공장 직원들이 병이 나서 쉬게 되면 큰일이라 우리 집으로 쫓아온 모양이에요.

치통으로 공장을 쉬는 직원이 너무 많아 고민이라며 하소연을 늘어놓고 가곤 했지요. 그때는 전후(戰後) 혼란기라 치통을 앓는 사람이 좀 많았어야지요.

"통증만 낫게 해주면 회사에 오게 해서 일을 시킬 수 있거든요. 매주 하루만, 한 시간씩만이라도 좋으니까 와 주세요."

그의 부탁을 거절할 수가 없어서 응해 준 것이 결국은 매일, 그리고 하루 종일 진료를 하게 되었어요. 동정을 일으키게 하는 그의 말솜씨에 내가 넘어간 거지요.

미조구치 치과병원은 개인 자선병원

그 일을 계기로 간다 강 근처에 치과병원을 개업하게 되었어요. 나로서는 사회봉사가 시작된 셈이죠. 그때 당시는 아직 보험제도가 없을 때라 모두 자비로 치료를 받아야만 했던 시절이에요.

그러나 빈민굴의 주민들은 치료비 같은 건 생각도 못해요. 집안의 가장이 전쟁 통에 죽고, 혹 살아 있다고 해도 아직 귀환하지 않은지라 그런 환자들을 상대로 결국 고스란히 무료 치료를 하게 되는 거죠.

충치로 보채며 울고 있는 어린아이를 치료해 주고 나면 이번에는 노인들의 틀니를 해줘야 했어요. 치료비를 가져오지 못하는 환자라도 틀니가 만들어지는 순서대로 해줬죠. 전쟁 중에는 하고 싶어도 할 수 없었으니까 틀니를 해야 할 환자들이 막 밀려오는 거예요.

나의 30대는 판자촌의 사람들에 의해 소모된 것이나 다름없어요. 면(面)에 사는 사람 중 70%가 전부 내 환자가 되어 찾아왔어요. "그동안 돌봐 준 환자가 조금씩 내게 동냥해 주면 집 한 칸 정도는 세우겠네" 하면서 웃어넘기곤 했지요.

그래도 그렇게 해준 대가가 나의 40대에서 60대에 걸쳐 돌아왔어요. 그 자녀의 자녀까지 3대가 실 꿰듯 나를 찾아와 줬으니까요.

치과의사의 역할은 충치 치료나 틀니를 해주는 일도 중요하지만, 그것보다 더 중요한 일은 찾아오는 환자가 평생 자기 치아로 있을 수 있게 지도하는 일이에요. 그것이 건강의 원천이기 때문입니다. 그렇게 되기 위해서는 값싸면서도 질이 좋은 것을 먹으라고 권하죠.

사람은 먹는 것이 아주 중요해요. 좋지 않은 것은 사지도 말고 먹어서도 안 돼요. 변변하지 못한 것은 품질이 나쁘지요. 아무리 싸도 그런 것은 못 써요.

어떻게 해야 값싸면서도 질이 좋은 것을 손에 넣을 수 있는가를 잘 생각해 보면 방법이 다 나와요. 예를 들면 미원 대신에 멸치나 다시마를 우려서 국물을 준비하고, 마당이나 베란다에 채소를 심어 반찬을 만드는 거예요.

이러한 것을 내 환자들에게 늘 강조하며 들려주었어요. 그래서 우리 병원에 40년째 다니고 있는 환자들은 나의 식단대로 먹고 나이 60이 넘어도 전부 자기 치아랍니다. 환자들도 나이가 들면서 내가 한 말을 겨우 이해하는 것 같아요.

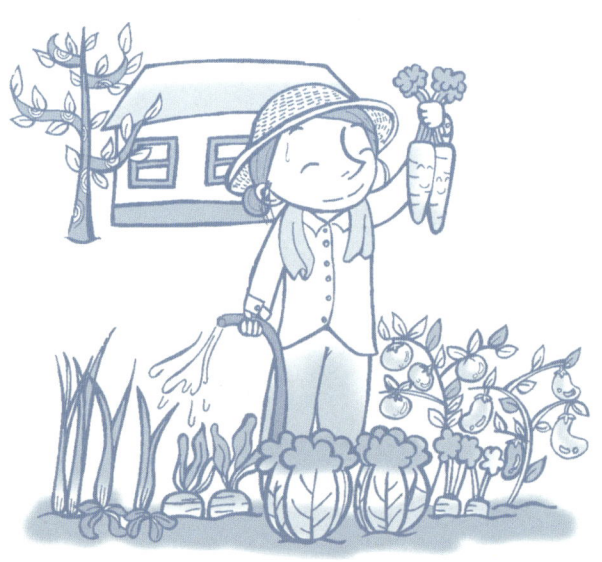

도쿄 유명 호텔의 식단을 먼저 고안해내다

나는 미조구치 선생님으로부터 일본식 식단을 몇 개 전수받았는데, 그 후 어떤 책을 읽으면서 잠깐 놀란 적이 있다. 간다 스루가다이에 있는 유명한 고급 호텔(산상 호텔)의 아침 메뉴를, 이 호텔의 단골 손님이며 저명한 식도락가로 알려진 이케나미 쇼타로 씨가 매우 격찬하는 내용 때문이었다. 간단히 간추려 이야기해 보겠다.

이 호텔의 식당 주임이 궁리한 끝에 결정한 아침 식사 메뉴가 일본식 정식이었는데, "반찬은 열세 종류가 나오겠습니다"라고 말하자 이케나미 씨는 "예엣!" 하고 놀라고 말았다.

놀랄 수밖에 없는 것이 과연 자기가 조식(朝食)부터 그렇게 호화판으로 많은 반찬을 전부 먹을 수 있을지 엄두가 안 나는 일이었던 것이다. 어떤 손님이라도 다 그렇게 생각할 것이다.

그런데 나온 음식을 보니 열세 종류의 반찬이라고 해도 그렇게 색다른 산해진미라고 하기는 어려운 것들이었다. 내가 거기서 놀란 것은, 우연일지는 모르나 평소 미조구치 선생님이 환자들에게 가르치고 있는 메뉴와 완전히 동일했기 때문이다.

① 절인 연어 한 토막
② 쪄서 말린 가다랭이
③ 무즙

④ 반숙 계란

⑤ 감자 쪄서 간 것

⑥ 오이, 미역 초무침

⑦ 무찜

⑧ 김

⑨ 솔잎, 참깨

⑩ 매실 절임

⑪ 녹미채(톳)

⑫ 두부 된장국

⑬ 납두(納豆 : 찐 콩을 발효시켜서 만든 식품)

과연 열세 종류라고 해도 양이 워낙 조금씩이어서 오히려 적다고 할 정도였다. 차려 나온 식사를 들기 시작한, 연세가 지긋한 이케나미 씨가 그만 밥을 세 공기나 비운 탓에 옆에서 시중을 들던 아가씨가 "괜찮으시겠어요?" 하며 오히려 걱정을 했다.

하나하나 보면 재료비가 그다지 많이 들지 않는 것들이다. 보통의 가정식에서 나올 법한 반찬에 지나지 않는다. 그런데도 이 호텔의 식사를 즐기고 싶어서 도쿄에 출장을 온 과장급의 회사원들은 2~3만 엔의 1일 숙박을 흥겨워한다.

그들은 본능적으로 무엇이 몸에 진짜 좋은가를 아는 것 같다. 그리고 가장 왕성하게 일할 나이의 현대인들이 얼마나 가정적인 입맛에 굶주려 있는가를 알 수 있다.

고민 상담 및 분쟁 해결사

원래 절과 병원은 가난한 사람들이 도움을 청하기 위해 뛰어드는 곳이라는 것이 미조구치 선생님의 기본 생각이다.

"큰일 났네. 미조구치 선생님 계신 곳으로 빨리 가자!"라는 것이 면에서는 상식이 되어 있어서 미조구치 치과병원은 마치 상담소 같은 장소가 되었다.

또한 미조구치 선생님은 결혼을 하지 않고 평생 독신으로 지냈으나 세상을 보고 판별하는 지각은 타고났던 것 같다.

나는 치료를 해주면서 가정사의 문제나 인생 상담을 많이 받아 왔었어요.

한번은 동네 초밥집의 아들이 오토바이 속도위반으로 경찰에 몇 번이나 걸려서 종국에는 악질 위반자로 구류되어 버린 적이 있었어요.

부모란 원래 자기 자식 귀한 줄만 아는 사람인지라 경찰에게 무턱대고 화를 내는 경향이 있습니다. 그 부모 역시 그렇게 행동을 했지요. 그래서 나는 이런 조언을 해주었어요.

"자식 가진 부모들이 이런 때일수록 경찰들 앞에서 겸손해야지 무슨 짓이에요. 어리석게 무턱대고 으름장이나 놓다니……. 가서 싹싹 빌고 사과한 다음, 일단 아들을 데리고 오세요."

그 부모는 다시 경찰서로 가서 잔뜩 훈계를 듣고서야 겨우 아들을 데리고 나왔지요.

부부 싸움 중재도 꽤 많이 했답니다. 이 경우에는 필요 이상으로 상황을 잘 파악해서 다 이해한다는 듯이 너그러운 얼굴로 들어주기만 해서는 안 돼요. 그렇게 하면 더 기세등등해서 계속 푸념을 늘어놓게 되고 끝이 없게 됩니다.

이때는 충격요법으로 기(氣)를 눌러 버려야만 해요. 그리고는 부부가 내심으로 바라고 있지 않은 쪽으로 무 밑둥치 자르듯 팍 잘라서 말해 버리는 거지요.

"그 정도 얘기하면 알겠어요. 뭐 결론이 났네요. 서로 헤어져요. 그게 좋겠죠? 그까짓 신물 나는 부부 인연, 끝내 버려요! 남자 숫자나 여자 숫자는 비슷하게 있으니까 또 짝을 맞추면 될 것이고, 서로 아쉬울 것 없죠?"

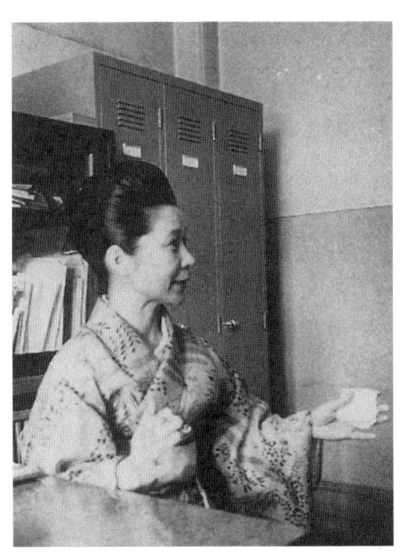

화려하면서도 단아한 기모노 차림의 미조구치 선생님

이렇게 내팽개치듯 해 버리면 그 방법이 제일 적중하곤 했어요. 고부간의 갈등도 부부 싸움 이상으로 많이 화해시켰어요. 이 경우에는 쌍방의 주장을 들으면서 어느 쪽도 편들어서는 안 되고, 공평하게 다루어야 해요.

이를테면 며느리에게는 이렇게 말했어요.

"옛날 여자들은 학대받으며 무척 괴롭게 시집살이했어요. 부인은 남편의 벌이가 시원찮으니까 어린아이를 등에 업고 일터에 나갔다가 돌아올 때 반찬거리 사 가지고 돌아오곤 했어요. 농가의 주부들은 밭에서 일하다 아기를 낳는 정도야 보통이었죠. 지금 댁은 신분 보장도, 생활 보장도 다 되어 있잖아요. 또 시댁 어른이 돌아가시면 상속이 돌아오지요? 화력의 재까지도 당신들 젊은 부부의 소유가 되는 것 아니에요? 그만큼의 것을 당신 손으로 벌어서 저축하려면 쉬운 일이 아니에요. 시어머니와 같이 사는 것이 당장 힘들더라도, 나중에 남는 것도 있을 테니까 참고 견디세요. 그래도 도저히 못살겠다고요? 좋아요. 그런 것 필요 없다 싶으면 망설이지 말고 지금 집을 뛰쳐나가 버려요."

대개 이 정도에서 생각을 바꾸게 되죠. 사람은 밀어붙일 때와 물러설 때를 분간해야 해요.

시어머니 되는 사람에게는 이렇게 말하지요.

"사람은 나이 들어 수족을 못 쓰게 되면 자식들에게 기저귀 채워 달라고까지 해야 할 때가 와요. 지금 말하고 싶은 것, 마음에 안 차는 것들 많이 있어도 조금 참고, 그 반만 하세요."

그러면 서로 타협점을 찾고 다툼이 가라앉게 되곤 했죠.

5장

금쪽 같은 자식을 앞세운 부모의 슬픔

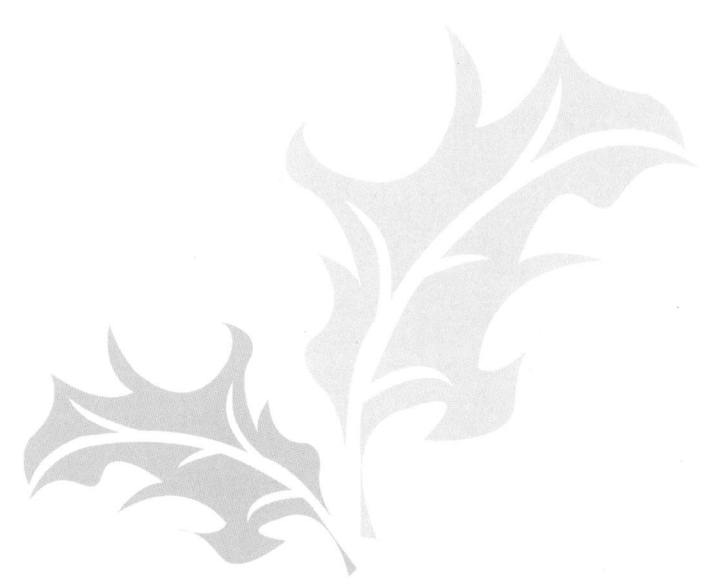

5장 금쪽 같은 자식을 앞세운 부모의 슬픔

"부모는 산에 묻고 자식은 가슴에 묻지요"

최대의 보물을 잃으면 되찾을 수 없다

일찍이 서민층에 뛰어들어 오랜 세월 동안 그들의 고통을 함께하고 그들의 기쁨도 함께 나눠 왔기에 미조구치 선생님은 자식을 잃은 부모의 절망이 얼마나 깊은 것인가를 너무나 잘 이해하고 있었다.

선생님이 어린이 암 환자들에게 행해지는 항암제나 방사선 남용에 대해 무섭도록 비판하는 것은, 어린아이의 신체가 그 균형에 있어서 얼마나 미세한 형성을 이루고 있는가를 누구보다 잘 알고 있었기 때문이다. 다음은 선생님의 말이다.

유아기의 어린이의 생명은 정말로 섬세한 거예요. 어른을 다만 몇 분의 일로 축소한 것이 어린이가 아니라는 것이죠. 나는 유독 체구가 작은 의사인 관계로 나와 같이 작은 몸의 어린아이들이 어른들과는 전혀 다른 별개의, 살아 있는 섬세하기 짝이 없는 생명체라는 것을 잘 알고 있어요.

어른들의 몸은 꽤 튼튼해서 뭐라고 할까, 예를 들자면 늪 같다고 할 수 있죠. 늪에 커다란 바위를 하나 가라앉힌다고 해서 그것만으로 늪이 소멸되지는 않잖아요.

그러나 작은 아이들은 아주 가느다란 시냇물의 흐름과 같아요. 자갈 정도라면 던져 넣어도 흐르는 물의 힘으로 튕겨져 나오겠지만, 조금 큰 돌이 하나 '꽝' 하고 떨어지면 순식간에 물의 흐름이 정지되고 말아요. 이처럼 순간에 맥없이 생명이 사라져 버리는 거예요.

죽은 자기 아이를 앞에 놓고 아무 말도 못한 채, 의사를 향하여 두 손을 합장하고 "감사합니다. 감사합니다. 감사합니다……"라고 몇 번이나 되풀이하며 흐느껴 울던 어머니의 모습을 난 언제까지나 잊을 수가 없어요.

"아침의 홍안이 저녁에 백골이 된다."

이것은 지나친 비유가 아니고 실제로 있는 일이에요. 아침까지 원기 왕성하게 뛰어 돌아다니며 놀던 아이가, 약간 설사 기미가 있더니 갑자기 용태가 급변했다가 이내 중독증을 일으켜 죽고 말아요.

특히 겨울에는 감기로 인한 설사가 많고, 또 근래에는 뇌출혈, 폐렴, 수막염, 중독증, 탈수증, 백혈병 등이 어린이들에게 많이 발생하고 있어요.

소련(미조구치 가즈에 박사의 생존 당시는 소련이 붕괴되기 전임)의 체르노빌 원자력 발전소 사고로 소련에 백혈병의 어린이가 급증했다는 것은 이제 세계가 다 알고 있는 일이지요.

나 또한 과거에 현지 취재기자로서 인터뷰한 것 중에 잊을 수 없는 기억이 몇 가지 있다.

일본 배구팀을 뮌헨 올림픽에서 우승으로 이끌었던 마쓰다이라 감독은 그의 외동아들인 야스아키 군을 뮌헨 올림픽이 개최되기 훨씬 전에 등산 사고로 잃어버렸다.

더구나 부인은 그 아들을 출산한 후 수술로 인해 두 번 다시 임신할 수 없는 몸이었기 때문에 부부는 평생 아기를 가질 수 없는 운명이 되었다. 자식을 잃은 심정이 어떠한지 경험해보지 않은 사람은 도저히 알 수 없는 기분을 마쓰다이라 감독은 이렇게 말해 주었다.

"그 일 이후 나와 아내는 이 세상에 아무런 희망이 없었어요. 더 살아 봤자 소용이 없다는 생각이 들었습니다. 그러니 오히려 이 세상에 무서울 것이 아무것도 없더군요. 당연하잖아요. 희망이라는 것이 아예 없으니까 불행이나 걱정거리가 있어도 신경이 안 쓰여요. 그것이 올림픽 경기에서 일본의 우승을 실현시키고자 하는 독한 마음을 품게 만들었어요."

또 그는 부모의 죽음과 비교하면서 자식 잃은 고통을 이렇게 털어놓았다.

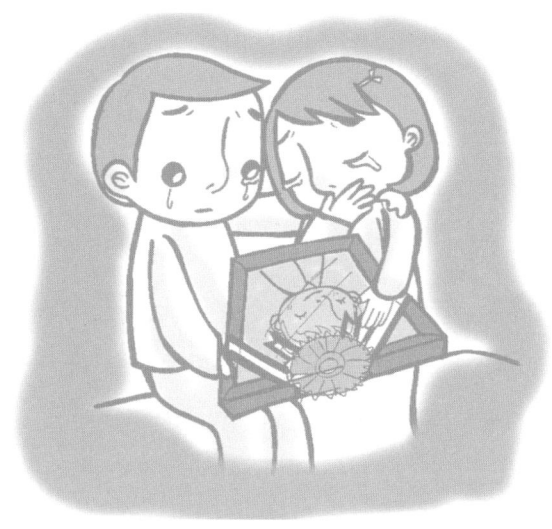

"나 자신도 외아들로서 부모님하고는 벌써 사별했지만, 부모와 이별했던 그 당시는 괴로워도 세월이 흐르는 중에 점차 즐거운 추억도 떠오르곤 하죠. 부모와 사별한 슬픈 기억 속에서도 그게 위안이 되곤 했어요. 그런데 자식의 죽음만큼은 아무리 세월이 흘러도 외로움과 고통이 줄어들지 않고 오히려 커져만 가요. 우리 부부가 이 세상에 살고 있는 한 이 고통에서 벗어날 수는 없을 겁니다."

이어서 그는 당시 자기를 가장 괴롭히고 있는 것을 부모의 입장에서 담담히 말했다. 이상할 정도로 차분한 표정이었으나 그의 눈에서는 눈물이 흘러내리고 있었다.

"지금 우리 부부의 기억 속에 죽은 아들은 확고하게 살아 있습니다. 그러나 우리도 언젠가는 이 세상에 없게 됩니다. 그때에 내 아들을 기억하는 사람은 이 세상에 아무도 없게 되겠죠. 그래서 더욱 가여워요."

이렇게 말하는 그의 비통한 얼굴을 나는 차마 계속 볼 수가 없었다.

여기 또 다른 예가 있다.

인기 여가수 고시마 미요코 씨는 도쿄대학교 2학년에 재학 중이던 장녀 히도미 양을 병으로 잃고 나서 너무나 상심이 큰 나머지 미쳐 버릴 것 같았다고 토로했다.

"큰딸 히도미가 세상을 떠나고 나서 1년간은 완전히 미칠 것 같은 나날이었습니다. 지금 생각하면 오싹해지는 마음 상태였어요. 거리에서 만나는 젊은이들, 특히 어머니와 함께 거닐고 있는 아가씨들을 볼 때면 나는 몹시 역겹고 꼴 보기 싫은 기분이 들 정도였지요. 내가 정신이 이상해져 가는 것이 아닌가 하고 겁이 덜컥 나기도 했어요. 열차를 기다리다가도 그만 비틀거리면서 플랫폼으로 들어오는 열차에 내 몸을 던질 것 같은 착각에 빠지기도 했고, 거리를 지날 때는 질주해 오는 차바퀴 앞에 쓰러지듯 달려들고 싶은 충동을 느끼면서 정말 비참해졌어요."

이처럼 애지중지 키운 자식을 떠나보낸 부모는 깊은 슬픔에서 헤어나지를 못한다.

예전에 사랑하는 자식을 잃은 사람들의 문집을 읽은 적이 있다. 그 문집을 통해 전해오는 아픔들이 지금도 생생하다. 다음은 시인 에마

쇼코 씨가 내게 보내온 '태양의 아들아, 별의 아들아'라는 제목의 시이다.

머나먼 곳으로
홀로 여행길에 오른
사랑하는 아들아
너를 처음으로 안고 묵직했던
아빠와 엄마의 팔은
헤아릴 수 없는 외로움과
깊이를 잴 수 없는 슬픔으로
얼어 버리고 말았다.
그 가슴은 상처로
찢겨지고 말았다.

눈물 속에서 되살아나는
사랑하는 아들아
아빠와 엄마는 네가 미칠 듯이 사랑스럽다.
너를 행여나 놓칠까 봐
너의 추억을 만들기 위해
가슴의 파편을 긁어모은다.
너의 홀로 가는 나그네 길을
기도하면서
그리고 소리쳐 부른다.
태양의 아들아, 별의 아들아

자녀의 죽음에서 오는 고통은 평생 간다

자녀를 잃은 부부가 일시적으로 자기들도 죽음의 신에게 홀리는 순간이 있어요. 그런 일이 내 가까이에서도 있었어요.

자녀가 죽은 후 모친은 제대로 식사도 못하고 잠도 못 자고 울고만 있었지요. 그 집 남편이, 아내가 걱정이 되어 의사를 불러 진정제 주사를 맞혔는데, 심장이 충격을 견뎌내지 못하는 거예요.

그런데 그런 부인보다 실은 남편 쪽이 더 심각했던가 봐요. 매일 밤 자기 부인에게 "여보, 그 아이가 세상에 없는 이상 이제 살아도 아무 의미가 없으니까 우리 함께 죽어 버릴까?"라고 중얼거리곤 했대요.

그러던 어느 날 옆집 딸이 그 부부를 찾아와서 머뭇머뭇하며 이렇게 말을 하더랍니다.

"아저씨 아줌마, 어젯밤하고 또 그젯밤에 두 분 무슨 얘기를 나누셨어요? 우리 집 창에서 아저씨네 미닫이에 비치는 두 분의 그림자를 보고 있었는데 오싹했어요."

"우리가 어쨌는데?"

"두 분의 그림자가 미동도 없이 휑하니 두세 시간씩이나 꼼짝 않고 있는데, 제 다리에 쥐가 날 것 같았어요."

그제서야 남편은 정신이 드는 것 같았다는 거예요. 희망을 잃고 자살을 의논하고 있는 사람끼리는 마치 보살처럼 몸이 굳어 버려 그림자도 움직이지 않는 것일까요. 옆집 딸의 말에 정신이 돌아온 부부는 그것이 계기가 되어 죽음의 유혹을 물리쳤습니다.

그래서 나는 입이 닳도록 얘기하는 거예요. 대학병원이나 국립병원이라는 이름의 권위만을 믿고 입원해서 거기서 시키는 대로 하다 보면 도마 위의 생선이 된다고 말이에요. 항암제, 방사선으로 귀중한 보물인 자녀를 죽이러 보내는 것이나 마찬가지인 셈입니다.

6장

현대의학을 맹신하면 안 된다

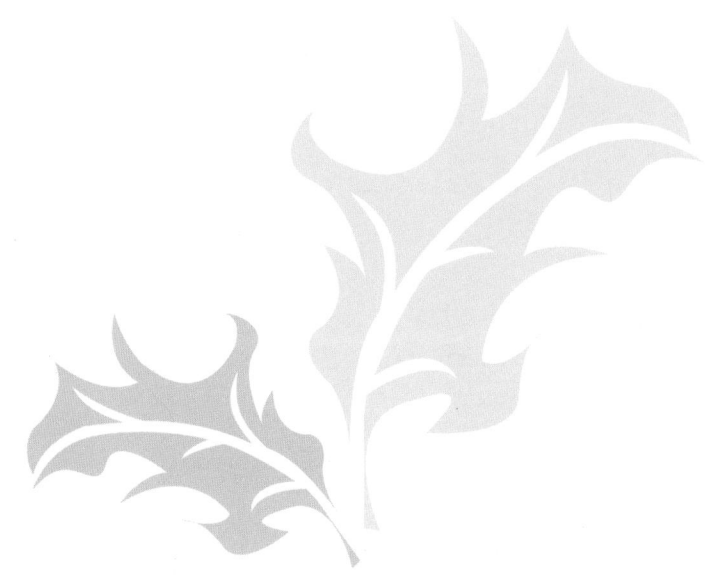

6장 현대의학을 맹신하면 안 된다

"당신의 주위를 보세요. 오싹합니다"

항암제는 독물, 방사선은 살인 광선

미조구치 선생님이 프로폴리스에 그처럼 열중하게 된 것은 그 자연 물질의 뛰어난 약효에 끌렸기 때문이기도 하지만 또 다른 이유가 있다. 그것은 선생님이 의약업계의 썩어 빠진 실태에 대단히 분노하고 있기 때문이다.

"그까짓 것 썩어 있어도 나하고는 관계없어"라고 강 건너 불 보듯 하면 안 된다. 우리들의 생명이 걸려 있는 일이므로 바로잡아야 할 필요가 있다.

암이라는 최대의 난치병에 직면한 사람을 약에 절게 만들어서, 생명을 연장시켜 주기는커녕 생명을 단축시키고 있는 것이 오늘날 부패한 의약업계의 현주소이다.

현재 암 치료는 수술, 화학요법, 방사선요법이 주로 시행된다. 항암제를 비판하면 우선 후생성을 시작으로 의약업계에서 일제히 미움을 받고 소외당한다.

더욱이 미조구치 선생님은, 자신이 그 의약업계의 내부 인사이므로 안일하게 살고자 하면 결코 그런 것을 입 밖에 내서는 안 될 일이다. 그러나 처음에 소개한 것처럼 선생님은 할 말은 해야 하는 분이다.

"내가 밉게 보인다면 언제든지 목을 쳐도 상관없어요. 치과의사 면허, 치과병원 면허, 의학박사 학위 그런 것들은 한꺼번에 다 되돌려줄 테니까. 나는 무서울 것, 거리낄 것 하나도 없는 사람이에요."

이러한 기개가 있기에 선생님은 평범한 사람이 말하기를 꺼려하는 것을 봇물 쏟아내듯 남김없이 털어놨다.

나 자신이 항암제로 인해 빈사(瀕死) 상태에 빠졌었기 때문에 그 맹독성을 환하게 알고 있어요. 맹독성을 가진 화학물질이 아니고서는 암세포를 죽일 수가 없으니까 오늘날의 의료는 '독물의 사용'을 당연한 것으로 인정하고, 병원에서는 대량의 항암제를 환자의 몸에 들이붓는 거예요. 암 환자는 암 때문이 아니라 암 치료법 때문에 죽어 가는 신세가 돼요.

수술할 수 있는 경우는 하는 것이 당연하겠지요. 나쁜 부분을 깨끗이 없앨 수 있다면 말이에요. 그런데 외과의는 수술 후에 항암제를 듬뿍 투여해 버려요. 또 방사선을 함부로 남용하지요.

폐암인 경우 방사선을 폐에 쏘일 뿐만 아니라 늑골, 기관, 식도에도 쏘이게 돼요. 그러면 당연히 깊은 상처를 받게 되는 건 피할 수 없는 일이에요.

방사선을 과도하게 쏘이게 되면 감염증에 걸리기 쉽게 되고, 결국은 그것이 원인이 되어 죽는 경우가 많아요. 그렇게 하여 설사 암 자체를 작게 만들어 봤자 몸 전체의 면역력을 엉망으로 떨어뜨려 놨으니까 어떻게 되겠어요. 기다렸다는 듯이 곧바로 암은 재발하게 되어 있어요.

당신 주위를 한번 둘러봐요. 반드시 그런 희생자가 있을 테니까. 자각하지 않으면 이런 죽음을 물리칠 수 없어요.

주위 희생자들의 생생한 이야기

미조구치 선생님의 말을 듣고 나는 새삼스럽게 내 주위를 둘러보았다.

나의 고향은 사이타마 현으로, 언젠가는 그곳에 돌아가 양봉을 하며 살 계획이다. 현재는 도쿄 내리마구에 있는 고층 연립의, 명색이 3DK이긴 하나 좁아터진 곳에서 살고 있다.

그런데 거주하는 사람이 적은 이 건물에서조차 미조구치 선생님이 지적하고 있는 바로 그 희생자가 있다는 사실을 나는 금세 떠올릴 수 있었다.

　매우 세련되고 멋쟁이로 소문난 중년 신사가 이 연립의 위층에 살고 있었다. 그의 매끈한 복장과 단정한 용모는 패션 잡지에서 금방 빠져나온 것 같았다.

　그렇지만 나이가 42세인지라 중년 특유의 풍채로 배가 통통하게 나와 있었다. 전신은 가는 회초리 같은 모습인데 배만 불룩 나와 있어서 "마치 뱀이 계란을 삼킨 것 같아요"라며 그의 부인은 깔깔 웃어대곤 했다.

　그런데 이 신사가 위암으로 입원하더니 바로 세상을 하직했다. 부인은 울면서 항암제를 대량으로 투여했다고 내게 얘기했다.

　내가 곧잘 다니던, 이케부쿠로의 명물인 이발소에 근무하고 있던 여자 이발사의 일도 잊을 수가 없다. 그녀는 아이가 있는 38세의 여성으로 이혼한 상태였다.

　아줌마라고 부르기에는 실제의 나이보다 훨씬 젊게 보였고 명랑한 성격이어서 누님이라고 불러도 허물이 안 될 것 같았다.

　그런데 그녀가 약간 몸이 아파서, 살고 있던 집 근처의 방위의과대학에서 진단을 받았다. 그곳에서 자궁암이라는 진단이 나와 입원했는데 얼마 안 가 갑자기 그녀가 사망했다.

　또 한 사람이 있다. 나와 꽤 친분이 있었던 사람인데 규슈방송의 사장으로 취임하고 나서 수개월 뒤에 운명하였다.

이제 막 60대 초반으로 왕성하게 일하고 있던 그는 자신의 기관지에 생긴 가벼운 폴립을 지나치게 염려하였다. 그는 일부러 긴 휴가를 받아 도쿄에 머무르며 암 연구소에서 방사선 치료를 여러 번 받았다.

방사선을 쏘인 폴립은 작아지기는 했으나 몸은 점점 쇠약해져 갔다. 빛이 점점 퇴색해 간다는 표현처럼 그는 볼 때마다 병자(病者)의 기색이 완연해 갔다.

그와 함께 식사를 하고 있을라치면 그의 쇠약한 모습이 너무도 안쓰러웠다. 그는 식도와 기관이 방사선에 타 버려 상처가 나 있었기 때문에 음식을 목으로 넘기기가 어려웠다. 그는 식사 중에 음식물이 자주 목에 걸리는 형편이라 먹을 기력조차 없어 보였다. 그런 그를 보고 있자니 마음이 무척 괴로웠다.

그 후 수개월이 지났는데, 사장이라는 직업상 연말연시에 집에 있으면 찾아오는 손님을 대접해야 하기 때문에 그는 일부러 병원으로 피했다. 그런데 병원에서 식사 도중에 음식물이 목에 걸렸다. 그는 그것을 다시 토해낼 기력이 없었던 나머지 숨이 막혀 신년 초에 사망했다.

그가 작은 폴립을 지나치게 염려해서 암 연구소에 간 것이 지옥의 문으로 들어간 것이라고 나는 지금도 생각한다. 그대로 느긋하게 자연요법을 하면서 지나친 격무에 시달려야 하는 사장직도 일정 기간 하고 물러나 있었다면 지금까지도 유유히 여생을 즐길 수 있었을 것이다.

7장

의사가 돈을 탐내면 끝이다

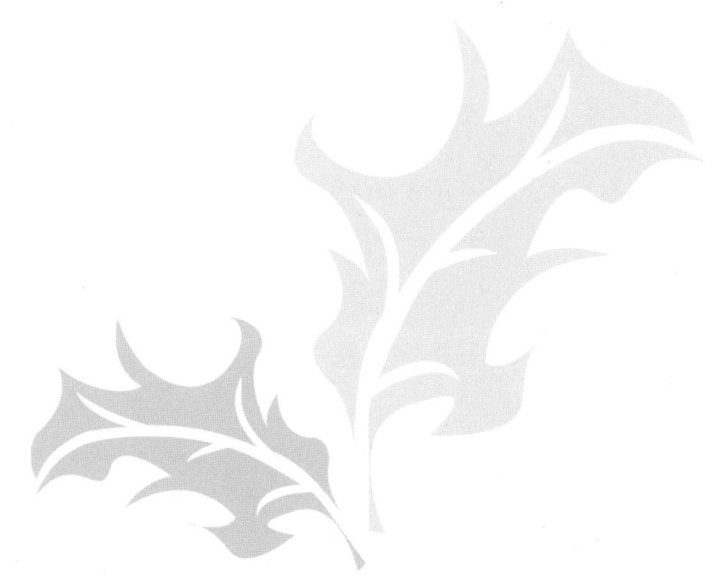

7장 의사가 돈을 탐내면 끝이다

"의사는 봉사심이 밑바탕에 있어야 해요"

🎧 환자를 위한 병원을 찾기 힘든 시대

일본의 어느 병원이나 모두 세계 제일의 비싼 의료 기기(器機)를 사들이는 것이 요즘 풍조예요. 그리고는 의료 기기 값을 지불하기 위해 매월 쫓기고 있는 형편이죠. 그것을 어떻게 메워 갈 수 있겠어요? 환자들을 쥐어짤 수밖에 없지.

일본의 의과대학에서는 옛날부터 그 과(科)의 제일 높은 지위의 주임 교수를 '부장 선생'이라고 부르며 공경해 왔어요. 지금도 마찬가지죠.

그런데 지금은 그 속 의미가 완전히 달라졌어요. 지금의 '부장 선생' 이란, 마치 상사나 제약회사의 영업부장, 판매부장과 같은 거예요. 그 과가 그 달에 얼마나 벌어들였나, 얼마나 병원의 금고에 돈을 채웠는가 하는 것이 최대의 관심사죠.

내가 게이오 대학병원에 입원하고 있을 때 들은 얘긴데, 물리치료 의사들은 병원 안에서 주눅이 들어 지낸다는 거예요. 왜 그러겠어요? 물리치료인 경우는 환자에게 약을 내주지 않잖아요. 한마디로 병원 돈벌이에 아무 보탬이 안 된다는 거지요.

병원 내에서 매상을 많이 올린 부장과 그 과가 권력을 갖게 되는 거예요. 환자의 병을 고친 숫자만큼이 아니라 얼마나 매상을 올렸느냐에 따라 힘과 권력이 보장돼요. 이건 완전 영리 추구 조직이 아니고 뭐겠어요.

구급병원도 병원에 따라서 악질인 데가 있어요. 교통사고 등으로 크게 다친 환자가 실려 오면 과잉 검사와 투약을 해요. 구급병원 측에서는 치료비가 아무리 많이 들어도 상관없다는 계산이 서는 거지요.

자동차 보험금이라는 묵직한 보장이 되어 있으니까 얼마든지 많은 금액을 청구해도 자동적으로 지불되죠. 이럴 때 병원은 왕창 돈을 챙기는 거예요.

이런 식으로 병원에 돈을 벌어 주는 것이 있는데, 그것은 약품 단가가 높은 항암제예요. 암 환자는 거미가 망을 치고 기다리고 있는 곳에 걸려드는 곤충과 같아요. 거미는 달려가서 독침을 찌른다, 포획물은 축 늘어진다, 순식간에 생피를 빨려서 죽어 간다. 스토리가 이렇게 되는 거죠. 독침이란 요컨대 항암제 주사예요.

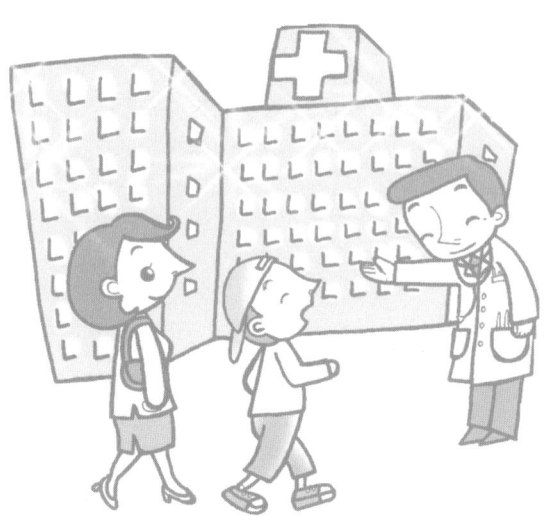

　의사가 은행 등의 금융기관에서 대출을 받는다는 자체가 근본부터 잘못된 거예요. 그렇게 되면 환자가 돈벌이의 수단이 되는 건 당연한 순서잖아요. 정신병원의 환자들은 돈벌이를 해주는 모르모트 같은 동물로 사용되고 있어요.

오래 전부터 행해져 온 잘못된 관행

　내가 의과대학에서 오랫동안 공부했기 때문에 구석구석 잘 알고 있어요. 상아탑이라고 하는 미명(美名)의 국립대학 교수가 의료 기기 납품의 리베이트로 기소(起訴)되고 체포되기도 하는데, 그런 것은 빙산의 일각일 뿐이에요. 의대나 부속병원에서는 버젓이 통하고 있어요.

유시마, 혼고 부근의 고급 맨션을 아직 새파란 20대의 젊은이가 구입해서 호화스런 생활을 하고 있어요. 그들은 의료 기기 회사의 사원으로 월급은 24, 25만 엔에 지나지 않아요. 그 젊은이가 월수입 수백만 엔 이상의 생활을 하고 있는 것은, 교수와의 연결 역할을 하고 있기 때문이에요.

의료 기기를 만들고 있는 대기업인 히타치나 도시바, NEC에서 또 그외 어떤 기업에서 그 교수의 병원에 신형 의료 기기를 팔려고 하면 그런 젊은이들 개인을 통해야 하는 구조로 되어 있어요. 그 외의 통로는 교수가 상대해 주지 않아요. 병원에서는 주임 교수가 절대 권력이니까요.

의료기 회사는 한 대당 몇 억 엔이라는 의료 기기를 팔 때 5% 혹은 10%의 리베이트를 주임 교수에게 건넵니다. 그런데 기업이나 그 대리점이 교수에게 직접 지불하면 뒷날 문제가 생겼을 때 곤란하니까 교수의 마음에 드는 젊은이가 개인 연결 통로가 되어 기업으로부터 뒷돈으로 몇 천만 엔을 받아서 그것을 교수에게 살짝 쑤셔 넣는 거예요.

그런 과정에서 기업으로부터 받은 총액 중에 몇 백만 엔을 자기가 뒤로 빼놓는 것은 당연한 것이고, 교수도 그것을 알면서 모르는 척하는 거지요. 그 대신 나중에 문제가 터지면 그 젊은이가 혼자서 뒤집어 쓰고 교수나 병원에는 불똥이 튀지 않게 한다는, 서로 간의 계약이 있는 거죠. 이런 거래가 버젓이 통하고 있는 곳이 의과대학이나 큰 병원의 현 실태입니다.

그 고가의 의료 기기 지불 전표가 결국 대량의 항암제 사용이라는 형태로 환자에게 되돌아오게 되는 것이죠.

인지상정을 모르는 의사들

지금까지 암 투병에 성공한 많은 사람들을 취재하여 공통적으로 얻은 것이 있다. 그것은 암을 힘에 의해 없애려 하지 않는 사람, 느긋하게 암과 공존해 가자는 식의 자세로 그런 요법을 하고 있는 사람들만이 암을 이겨냈다는 것이다.

암 덩어리가 몸 안에 있어도 괜찮다는 마음가짐의 사람들이 의외로 장수하고 있는 것을 많이 보았다. 암에 걸려도 5년, 10년, 경우에 따라서는 15년, 20년씩 연명해 나가는 것이 그다지 놀라운 것은 아니다.

미국에서는 소녀 시절에 유방암 수술을 하고 그 후에 항암제를 쓰지 않고도 계속 연명하다가 어엿이 결혼하여 아이를 몇 명이나 낳고, 그 아이가 또 아이를 낳아 마침내 할머니가 되기까지 장수했다는 경우도 있다고 한다.

암이라는 강적은 달래고 속이며 사귀면서 갈 수밖에 없다. 없애려고 하면 같이 쓰러지고 만다. 프로폴리스는 그런 뜻에서 암과 공존해 가기 위해 하나님이 인간에게 주신 선물이 아닐까.

내가 입원 생활 중에 정말 느낀 것이 있어요. 지금의 젊은 변호사, 의사들은 우선 청소년 시절에 고교 입학, 대학 입학 수능에 쫓기게 되고, 청년이 되어 대학에 들어가서도 사법 시험, 의사 국가시험에 휩쓸려서 그야말로 집, 교실, 도서관이라는 삼각 운동만 하기 때문에 인지상정(人之常情)이라는 것을 모르게 되는 것 같아요.

머리가 나빠도 돈만 있으면 들어갈 수 있는 사립 의대는 그 경우가 더욱 심해요. 대학에 따라서는 의학, 의료를 가르친다기보다는 의사 국가시험에 합격하는 기술만을 가르치지요. 당연히 환자와의 대화가 안 되는 의사가 늘어나게 되죠.

요즈음의 의사는 환자 기록 카드와 X선 사진만 쳐다보고 있어요. 환자를 만져 보지도 않고 두들겨 보지도 않아요. 하루 종일 잡무에 시달리고 있어서 환자와 대화할 시간조차 없어요.

병원 회진을 돌아도 환자 한 사람당 3분 남짓으로 끝내 버려요. 원장은 정치가이고 경영자니까 환자를 머리 숫자로 처리하지 않으면 안 되고, 한 사람 한 사람 꼼꼼히 진찰하고 있을 수만은 없는 거지요.

의사의 자질이 중요하다

옛날 의사들은 병원 건물을 짓는 데 빚을 내지는 않았어요. 은행 또한 의사에게 돈을 빌려 주지도 않았고요. 병원의 침대는 그저 평상 같은 것이지만 그 당시엔 그것으로도 충분했어요.

옛날 의사들은 돈벌이라는 개념이 없었어요. 그래서 가난한 의사가 꽤 많았지요. 하지만 가난한 의사라고 해서 아무도 무시하지 않았어요. 세상에 봉사하는 존경스런 사람이잖아요.

개업의사가 부자가 되기 시작한 것은 다케미 타로 씨가 일본의사회(日本醫師會)를 주름잡기 시작하면서부터의 일입니다.

옛날 의사들은 동네의 한적한 곳에 들어서 있는, 허름하지 않은 가옥에서 살고 있었어요. 그리고 원래 부호 출신들이고, 학비를 댈 수 있는 집의 아들이 의사가 되는 경우가 많았기 때문에 돈에 연연하지는 않았어요. 의사가 되어도 괜찮은 사람이 아니면 처음부터 의사가 돼서는 안 돼요. 기본적인 소질이 뒤따라 줘야 돼요.

참된 의사는 병에 대한 모든 조건을 종합해냄으로써 치료의 성과를 내는 사람이에요. 의사가 고민하는 것은 자연 현상을 극복하는 것이고, 그것이 승부이기도 하지요.

그런데 농사꾼이 하늘을 올려다보며 "오늘은 날씨가 나쁘니까 일을 그만둬야지" 또는 "옆집이 아직 시작하지 않으니까 나도 좀 있다가 해야지"라고 하면서 하늘 모양새와 남의 안색만 보고 있다고 해봐요. 그렇게 해서 농사는 그럭저럭 될지 몰라도 의사의 경우는 달라요.

일본이 경제적으로 윤택해지면서, 농가의 자녀라 해도 너나 나나 의사를 희망하는 풍조가 번지기 시작했어요. 어제까지 값싼 논밭이던 땅이 주택지로 바뀌더니 평당 300만 엔에 팔리는 시대가 된 후부터 이상해졌습니다.

"우리 아들도 의사 선생님이 돼야지!"

"의사는 돈을 많이 번다니까 얼마나 좋아!"

이런 얼토당토않은 일이 벌어진 겁니다.

선조 대대의 체질과 피가 중요해요. 수입이 없어 가난한 중에라도 의술을 베풀 수 있는, 선조로부터 이어받은 피가 중요하다고 생각합니다.

그것은 무사(武士)의 전통이기도 하지요. 옛날의 무사는 녹미는 받아도 거느리는 식솔이 많았기 때문에 생활은 어려웠어요. 그런데 부업을 해서는 안 되는 규정이 있었지요. 가령 토지를 가지고 있어도 농업을 해서는 안 되는 거예요. 농민의 일을 빼앗아서는 안 된다는 정신에서 나온 거지요. 기껏해야 저택의 공터에 가족이 먹는 채소 정도를 가꾸는 것만으로 규제가 되어 있었어요.

무사의 집은 비록 가난했지만 명예로 알고 살았어요. 서당에서 무사가 동네 사람들이나 기술직, 그리고 농민의 자녀를 가르치는 것도 무료였어요. 그 대가로 추석과 연말에 뭔가 보내오는 것을 받는 정도였어요. 진짜 봉사인 셈이죠.

의술은 돈벌이 수단이 아니다

정부가 '각 도(都)와 도(道), 부(府), 현(縣)에 최소한 하나의 의과대학을 둔다' 라는 멍청한 결정을 했잖아요.

매년 의사 일천 명, 치과의사 오백 명씩이 배출되는데, 필요 이상으로 넘쳐나요. 그런데도 의사의 부당한 돈벌이는 줄지 않고 있어요. 의료 보험비의 부정 청구 총액도 매년 올라가기만 하지요. 개업의사의 탈세액은 부동산업자, 빠찡꼬업자들 다음으로 많아요.

요즘 의사들은 골프장, 리조트, 맨션 등의 회원권을 몇 군데나 갖고 있는 건 보통이에요. 주식 투자 등 재산 증식에도 그들은 훤해요. 그들 중에는 늘 골프를 쳐대서 검붉게 탄 얼굴의 무리들이 많이 있어요.

학회라는 명목 속에는 관광 여행이 있고, 학회 출석이라고 해서 휴진하는 날 이외에도 2, 3일 내리 쉬어 버리죠. 평일도 오전만의 진료라든지, 또는 오후 4시부터라든지 등등으로 환자로서는 불편하기 짝이 없는 노릇이죠.

언젠가 사립 의대의 주차장에 갔다온 우리 병원 환자가 어이가 없어 하더군요.

"미조구치 선생님, 완전히 메이지 대학의 대리 시험 정도가 아니라니까요. 줄줄이 벤츠, 재규어, 페라리 등 고급 외국 차가 죽 늘어서 있지 뭐예요. 유명 연예인이나 프로 야구 선수가 아니면 탈 수 없는 7, 8천만 엔이나 하는 외국 차도 여러 대 있었어요."

지금도 사립 의대의 뒷문 입학이 전체의 절반이나 될 정도로 공공연히 행해지고 있어요. 그렇게 들어가는 가격은 오오즈모(프로 스모 선수들이 혼바쇼에서 펼치는 수준 높은 경기)의 주식과 거의 맞먹는, 1억 엔에서 2억 엔까지도 한다는 거예요.

부모들 중에는 자기 아이를 입학시켜 주면 병동을 한 동 기부한다는 등 형편없는 자도 있다더군요. 이러한 멍청이 녀석들을 꾀려고 일부러 입학하는 여대생들도 점점 늘고 있는 모양인데, 의사 부인이 되면 평생 놀며 살 수 있다는 계산이겠지요.

그렇게 지불하고 입학해도 나중에 보면 손해가 안 난다니까 여간 잘 벌리는 장사가 아니잖아요. 의사라는 직업이 말이에요.

그러니까 의사가 되고 나면 아예 닥치는 대로 마구 환자로부터 쥐어짜는 거예요. 이거 악덕 정치가보다 더 심한 것 아닌가요. 이래 가지고서는 환자가 살아남을 수가 없어요.

8장

아이에게 너무나 잔혹한 골수이식

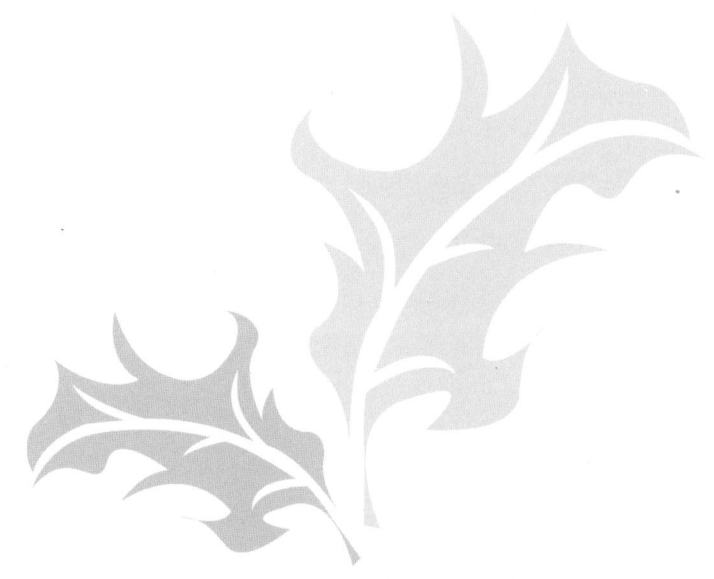

8장 아이에게 너무나 잔혹한 골수이식

"어린아이에게 그렇게 끔찍한 고통을 주면 안 돼요"

백혈병으로 고통 받는 어린이

"골수이식을 기다리는 동안에……"라고 하는 미조구치 선생님의 간곡한 말을 좀더 이해하기 위해 나는 백혈병에 대해 열심히 공부를 하고, 실제로 백혈병에 걸린 어린이의 가정을 취재하였다. 그 과정에서 나는 오늘날 최대의 비극을 눈앞에서 보았다.

백혈병이란 쉽게 말하면 혈액암이다. 혈액의 제조 공장인 골수 안에 아구(芽球)라고 하는 이상한 백혈구가 무제한으로 증식하여 골수에 침입한다. 이 아구는 골수를 완전히 점령하여 건강한 혈액세포의 증식을 막고 성장을 억제한다. 더구나 아구는 몸 전체에 운반된다. 암의 전이(轉移)와 똑같다.

어린이에게 많은 백혈병의 주요 증상을 열거해 보겠다.

① 갑자기 열이 난다.
② 이상하게 나른하여 오후가 되면 오랫동안 낮잠을 잔다.
③ 발에 발진이 생긴다.
④ 찰과상 정도에도 혈액이 잘 응고되지 않아 출혈이 멈추지 않는다.
⑤ 얼굴이 창백하다.
⑥ 빠른 맥박, 피부의 점, 뼈의 통증, 간장·비장 등의 비대

왜 피곤해지기 쉬우냐 하면 골수가 적혈구를 충분히 만들어내지 못하기 때문이다. 산소가 각 조직까지 충분히 운반되지 않은 탓이다. 그래서 안색이 나쁘고 숨이 차다. 심장은 더욱 부담이 된다. 뼈가 균에 감염되어 무릎이 아프다.

나는 미조구치 선생님으로부터 소개를 받아 미에코의 부모를 만났다. 그 가족에게서 피가 터져 나올 것 같이 처절한 미에코의 투병기를 들었다.

미에코는 지금 이 세상에 없다. 골수이식을 받았지만 고통을 받을 만큼 받다 죽어 갔다. 이 처참한 비극을 접하고서야 나는 비로소 이해할 수 있었다. 미조구치 선생님의 다음의 말을.

"골수이식이라는 것은 절대로 해서는 안 돼요. 그것은 어린아이를 괴롭히다, 괴롭히다 결국 죽음으로 내모는 짓이에요."

미에코는 먼저 문진(問診)을 받은 후 여러 가지 검진이 시작되었다. 체온, 맥박, 혈압, 심장, 폐, 고막, 시신경, 인후를 보고 복부를 촉진(觸診)하였다. 이어서 간장, 비장, 임파절 비대를 진찰하고 손가락 끝에서 피를 뽑아 검사하였다. 그 결과 '세포가 정상이 아니다' 라는 진단이 나왔다.

다음은 미에코의 가족으로부터 들은 얘기를 순서적으로 적어 보겠다.

골수 검사와 요추에서 골수액 흡출

미에코 어머니의 말이다.

"백혈병이 의심된다고 하면서 우선 허리에서 골수를 뽑아내 검사해야 한다는 거예요. 아프겠지만 진단에 꼭 필요하다고 해서, 정말 불쌍했지만……."

골수를 뽑아내기 위해서 먼저 피부를 소독한 후 피부와 근육에 국부 마취를 한다. 그리고 좌골, 즉 볼기에 침을 찔러 골수를 뽑아낸다. 이렇게 골수를 뽑아내는 과정이 얼마나 고통스러운지는 미에코 어머니의 다음 말을 통해 짐작할 수 있을 것이다.

"침을 피부, 지방, 근육까지 꿰찔러서 골수 골의 딱딱한 데를 뚫고 나가 그 속의 부드러운 골수까지 찔러 넣었더니 미에코가 비명을 질렀습니다. 거기까지는 마취가 듣지 않았던 것이지요. 의사가 주사기의

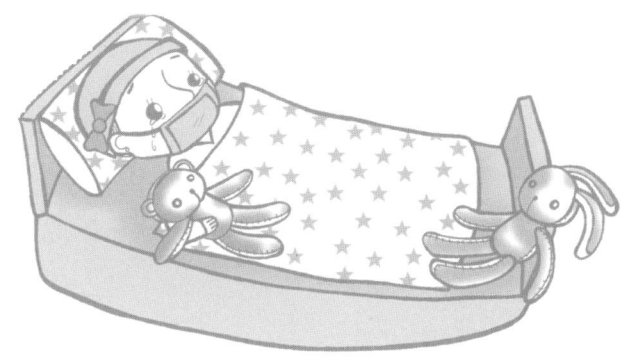

피스톤을 뽑아냈지만 중요한 골수가 나오지 않았어요. 미에코는 아파서 '아악~' 비명을 지르는데, 보고 있기만 해도 너무 괴롭고 안쓰러워서……. 세 번째 찔러서야 겨우 빨간 골수가 나왔습니다. 나는 그 빨간 액을 보기만 해도 미에코의 생명이 착취된 것 같은 느낌이었어요."

미에코는 이 진단의 결과, 백혈병 세포가 발견되어 병이 확정되었다. 미에코와 그 가족에겐 골수 뽑는 것이 악몽처럼 고통스러운 것이었는데, 그것은 시작에 불과했다.

다음에는 백혈병이 중추신경에 퍼져 있는지를 검사하기 위해 요추 흡출이 있었다. 이 과정에 대한 미에코 어머니의 말이다.

"등의 허리 쪽 가까운 부분의 근육에 침을 꽂아 등과 허리 사이에서 투명한 골수액을 뽑아내는 것이었어요. 미에코는 흐느껴 울면서 몸을 부르르 떨고 있었어요. 부모로서 자식이 아파하는 모습을 눈앞에서 보고 있어야 하는 것처럼 견딜 수 없는 일은 없을 거예요."

미조구치 선생님은 진찰실에 오는 많은 사람들로부터 골수이식의 실태를 듣고 점점 더 불신을 품게 되었다. 골수이식에 대한 선생님의 생각에 나 역시 공감하는 바가 크다.

뼈를 이식하는 것을 뼈 이식이라고 하는데, 그것은 교통사고를 당했을 때 하는 것이에요. 그런데 골수이식은 전혀 다른 것이니까 잘못 생각하면 안 돼요. 골수이식이란 대대적인 주사 같은 것이라고 생각하면 될 거예요.

문제는 골수 제공자예요. 뼛속은 텅 비어 있고 걸쭉한 골수가 차 있어요. 골수 제공자는 전신 마취되어 그곳에 침을 찌르고 골수를 쭉 뽑게 되죠. 한 군데에서 많은 양을 뽑기는 어려우니까 여기저기 수십 군데에서 뽑아요.

골수 제공자에 대해서 병원 측은 "골수는 단기간에 재생되니까 뽑은 골수는 곧 채워질 것입니다"라고 말하지만 글쎄, 과연 그럴까요? 나는 의혹이 들어요.

골수 제공자의 고통은 흡인의 횟수가 많다는 점이에요. 일주일이나 입원해서 전신 마취로 수십 군데의 뼈에 구멍이 뚫리고, 100회 이상까지도 뽑아내게 돼요. 며칠간은 볼기가 심하게 아프다고 들었어요. 헌혈과는 달라서 이런 고통을 참아낼 수 있는 사람은 혈육밖에 없죠.

제일 나이 어린 골수 제공자는 5개월 된 유아라고 하더군요. 1980년 보스턴의 한 병원에서 그 아기가 다섯 살 난 누나에게 골수를 이식했다고 합니다. 세상에 이렇게 잔혹한 일이 있을까요.

현실적으로 골수이식을 해주는 병원은 한정되어 있어요. 그리고 조직이 맞는 골수 제공자를 찾아야만 해요. 게다가 골수이식은 조직의 형(型)이 맞는 골수를 받지 않으면 거부 반응이 일어나고, 이식에 성공을 해도 숙주반응병(宿主反應病)을 일으킵니다.

들어온 골수 제공자의 임파구가 받은 사람의 골수를 '이것은 내 것이 아니다'라고 인식하여 면역 반응을 일으키기 때문에 이식을 받은 사람의 여러 조직이 해를 입게 되는 거예요. 이식에 성공하고 혈액이 원래대로 돌아왔다 해도 그 후에 간이나 폐가 나빠져서 죽는 일도 있어요.

부모와 자식은 모든 면에서 절반은 다르기 때문에 조직 적합성은 절대로 일치하지 않아요. 조직의 형(型)이 맞는 형제의 골수라면 확률은 네 명에 한 명 꼴이죠. 일본은 지금 각 가정에 자녀가 평균 한 명이잖아요. 맞는 확률이 거의 희박해요.

미에코는 세 살 위인 언니의 골수를 받았는데, 이것도 자매니까 가능했던 거예요. 나는 미에코도 매우 불쌍하지만 골수 제공자인 그 언니도 가엾게 생각해요.

치료 개시, 골수이식 전의 항암제

미에코의 경우 이런 경과를 거쳤다.

먼저 환자의 양친에게 화학요법과 방사선 조사(照射)의 개시가 통보되었고, 부작용의 동의서에 사인을 하였다. 그리고 이식 준비를 위해 항백혈병제 대량 투여를 4회 했다. 그것은 미에코의 체내에 있는 백혈병 세포를 가능한 한 많이 파괴하기 위함이었다.

이식된 골수에 대한 거부 반응을 방지하기 위해, 또 백혈병 세포를 더욱 많이 없애기 위해 전신 X선 조사(照射)를 받는데, 그 조사량(照射量)이 많으면 골수를 파괴해 버린다.

매일 브레드니슨의 정제를 복용하고, 주 1회 핑크리스친의 투약을 받고, 주 3회 L아스바라기나스를 볼기에 주사 맞았다. 그런데 요추 흡출을 4회나 반복해서 한 의사가 있었다고 한다. 더구나 그 2회째는 마취 없이 했다. 이를 본 미에코의 아버지는 부아가 터져서 고함을 질러 댔다.

"여기는 치료하는 데가 아니라 의사 훈련소인가!"

미에코의 후유증은 처참했다. 구역질, 구토, 방광염(계속 소변이 마려운 느낌이 들고 소변에는 혈액이 섞여 나옴), 탈모, 심근 장애, 피부염, 설사 등등.

미에코의 아버지는 이렇게 말하였다.

"지옥보다 더한 고통이었습니다. 도대체 얼마나 살겠다고, 생명은 한계가 있는데 말입니다. 골수이식 같은 건 절대 할 짓이 못 됩니다."

정맥 내 주사 세트(수분, 항생물질, 수혈, 화학요법 투약)는 어린아이에겐 견딜 수 없는 고통이다. 어린아이의 경우는 피하 정맥에 찌르는 부분이 한정되어 있다. 너무 찔러대서 찌를 만한 부분이 없어지면 다리, 머리, 발가락 등 어디든지 찌를 수 있는 데는 다 찔러댄다.

어린 환자와 의사가 친해지는 방법은 '잘 찌르는 능력이 있는가'에 달려 있다. 말하자면 정맥 내에 주사 바늘을 찌를 때 단번에 성공시키는 솜씨가 있는가에 따라 결정되는 것이다.

어린아이의 가느다란 혈관을 찾는 데는 특별한 기술이 필요하다. 한 곳을 찾는 데 열 번이나 침을 꽂지 않으면 안 되는 경우도 있다. 한 달이 못 가서 양팔의 혈관은 거의 못 쓰게 된다.

최악의 경우는 정맥 절개이다. 손목 부근을 국부 마취하여 절개하고, 심부의 혈관에 카테터(진단, 치료 기계)를 연결한다. 만일 피부 주사가 새어 나와서 주위의 조직에 스며들면 피부와 근육의 양쪽에 3도 화상 정도의 궤양을 일으킨다.

미에코는 화학요법과 혈액 검사는 잘 견디었으나 등에 침을 꽂는 것에 대해서만은 끝내 적응하지 못했다. 등은 안 보이는 부분이니까 더욱 아프고 무서웠던 것이다.

골수이식 후의 부작용과 고통

미에코는 골수이식 후 12일 만에 퇴원했다. 집에 돌아와서도 극심한 부작용이 계속되었다. 언제 토해내도 받아낼 수 있도록 늘 바가지를 가지고 다니면서 온 집안을 서성거렸다. 공복감도 심해졌다. 그것에 대해 미에코 아버지는 이렇게 말한다.

"미에코는 거의 쉬지 않고 먹을 것을 달라고 졸라댔습니다. 언제나 마구 아우성치고 당장 주지 않으면 울음을 터트렸습니다. 식간에는 간식으로 크래커, 프리첼, 땅콩 등 소금기가 강한 것들을 중독된 것처럼 입에 달고 살더군요. 그렇게 쉴 새 없이 먹어대니까 금방 뚱뚱해졌습니다. 전에 비해 안절부절못하고 어리광도 심해졌습니다. 얼굴은 보름달 같이 둥글게 되고 배도 불룩해졌습니다. 전에 입던 옷은 하나도 못 입게 되었죠. 아예 냉장고를 텅텅 비워 버립니다. 큰 땅콩버터 병을 전부 핥아 버릴 정도니까요. 보다 못해 집사람은 냉장고를 테이프로 붙여 버렸어요. 먹고 돌아서면 바로 또 먹어대니까 설사가 심했습니다."

미조구치 선생님은 미에코 부모로부터 들은 또 다른 이야기를 내게 해주었다.

미에코가 다니던 학교의 선생님들은 병이 옮는 것이 두려워서 아이를 누구에게도 가까이하지 못하게 하고, 깨질 물건 다루듯 하더랍니다.

다른 사람들도 마치 괴물이라도 보는 것처럼 아이를 슬금슬금 피했다는군요. 전염될까봐 그러는 것이 아니라 어딘가 이상해 보이니까 몸이 부자유스러운 자, 병자에 대한 혐오감 같은 것이겠지요.

미에코 아버지의 동료들은 비밀로 해줄 것을 약속했는데도 불구하고 소문이 회사 전체에 퍼져 버렸다는 거예요. 사람들은 위로의 말은 하면서도 역시 피하는 눈치가 역력했답니다. 복도에서 마주치면 시선을 돌리고 지나가곤 했대요. 눈치도 없이 무신경한 질문을 하는 사람도 있기도 하고 말이에요.

이쯤 되면 부부 사이에도 위기가 찾아오게 되지요. 부부 사이에 대화라는 것이 아이의 병에 관한 것만 되잖아요. 자신들의 목표나 희망은 뒷전이 되고, 뭔가에 대한 원한이 쌓여서 상대에게 자주 화를 내고 쏘아붙이게 되죠.

나는 수많은 인생 상담을 받아 봤기 때문에 잘 아는데, 결혼 생활은 별 탈이 없을 땐 원만하게 흘러가게 되지만 난관에 부딪치게 되면 그렇게 안 돼요. 자녀의 백혈병은 부부 사이의 갈등을 한꺼번에 불거져 나오게 하지요.

환자를 격리시켜 무균 상태에서 수혈, 항생제 등을 자주 투여하게 되는데, 보험료도 안 나오죠. 치료비가 천만 엔 정도 나오는 건 우스워요. 이혼을 몇 번이나 생각했다며 나에게 상담하러 온 아버지도 있었어요.

🎵 고통 끝엔 후유증 그리고 죽음

화학요법이나 방사선 치료로 암세포가 완전히 없어지면 더할 나위 없이 좋으련만, 그런 보증은 없다고 한다.

그토록 힘들게 골수이식을 끝내도 살아남은 암세포가 다시 점점 늘어나서 결과적으로 약간의 수명 연장 성과만 있을 뿐, 환자의 태반이 사망으로 끝나버리는 실정이다.

특히 골수 안에 이미 암세포가 들어차 있는 경우에는 역효과이고,

면역이 없는 몸에 오히려 암이 급속히 퍼져 버리는 일도 있다고 한다.

다행히 암이 재발하지 않는다 해도 감염증, 간질환, 심한 폐렴, 면역 기능 부전, 불임증, 백내장 등 부작용에 의한 후유증이 산처럼 밀려온다.

두개(頭蓋) 조사(照射)를 하게 되면 다소의 영구적 지능 장해, IQ 저하, 기억력 상실, 집중력 감퇴, 운동 기능 저하 등의 증상이 나타나고 때로는 간질 발작도 일어난다.

어린아이에게 얼마나 잔혹한 요법인가. 미에코는 이토록 심한 고통 끝에 죽어 갔다.

9장

병을 숨기고 일해야 하는
냉정한 현실

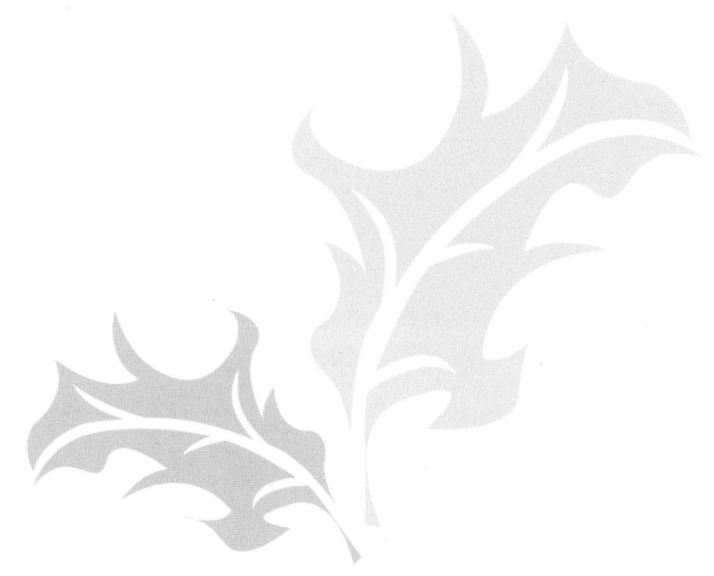

9장 병을 숨기고 일해야 하는 냉정한 현실

"아버지께 좀더 잘해 드리세요"

암을 감추고 단신 부임한 지점장

지금까지 일본의 다음 세대를 짊어지고 나갈 어린이를 암으로부터 구하고 싶다는 미조구치 선생님의 열의를 소개하였다. 이제는 한창 일할 나이의 사람들에게 눈을 돌려 보기로 한다. 어린이 못지않게 30, 40대의 다발적인 암 발생이 문제가 되고 있다.

한 예로 모 상사에 근무하는 U씨의 경우를 보자.

U씨는 회사의 중요한 직위인 뉴욕 지점장으로 막 취임했을 때에 결장암에 걸려 수술을 받았다. 당시 47세였던 U씨는 회사 재직 8년 동안 받지 않았던 유급 휴가를 한꺼번에 받아 수술을 받고 치료를 했

다. 회사에 자신의 암에 관한 보고는 일체 하지 않았다.

U씨가 도쿄에 출장 왔을 때, 친한 친구인 주치의가 그 사실을 알게 되었다. U씨의 부인은 주치의에게 이렇게 말했다.

"남편의 병은 그이 회사에서 아무도 모르는 사실이에요. 뉴욕에서는 담당 의사에게만 말했어요. 그러니 아무쪼록 비밀로 해주셨으면 합니다."

대기업의 간부라는 자리는 살아남기 위한 경쟁이 참으로 치열하다고 한다. U씨의 바로 밑 후배 중에는 1944년, 45년, 46년생의 소위 단괴(團塊) 세대가 우글우글 대기하고 있었다.

단괴 세대들이 대학을 졸업한 1969년은 석유 파동 전의 고도성장 시대였고, 일본의 기업은 점점 팽창하고 있어서 어떤 회사라도 보통 때의 두 배 정도의 사원을 채용하였다.

말하자면 단괴 세대가 한꺼번에 관리직 세대가 되어 버렸다. 따라서 관리직의 인원이 너무 많아 과장, 부장, 지점장의 지위에 올라앉는 게 쉬운 일이 아니었다.

일류 대학을 나와 엘리트 코스를 거쳐 온 사원들도 지점장, 본사 부장의 지위에 앉는 것은 10~15%에 지나지 않는다고 한다. 나머지는 필사적으로 살아남기 위한 경쟁이다.

이렇게 살아남기 위해 과다한 업무를 오랫동안 무리하게 한 탓에 올 것이 찾아온다. 특히 간질환이 많다. 회사의 인사부나 사장실에 "저 사원은 건강에 문제가 있다"라는 정보가 들어가면 그것으로 끝이다. 더 이상 회사의 전력(戰力)으로 계산에 들어가지 않는다.

간장병, 당뇨병, 고혈압 등 모두 그렇지만 암은 최악이어서 즉각 직위에서 밀려나고 만다. 그렇다고 밀려나는 일이 적당한 선에서 끝나는 것이 아니다. 현대처럼 자본주의가 과열된 사회에서 밀려난 사람을 창가에서 편히 놀게 놔둘 리가 없다.

자본주의 사회의, 돈만이 최우선인 기업에서는 그런 사람을 자연스럽게 회사에서 내쫓는 방법을 두루 가지고 있다. 어떻게 하느냐 하면 우선 창가에 내몬 다음, 최저의 보너스를 준다.

다음으로는 지금까지 해 왔던 업무하고는 전혀 관련이 없는 자리로 돌려놓는다. 또는 한물 지난 자회사로 보내기도 한다. 그 외 여러 가지로 놀부처럼 못살게 굴어 결국 본인이 사표를 내게 만드는 수법이다.

그러니까 누구라도 죽어라고 암을 감출 수밖에 없다. U씨의 경우 역시 병이 알려지면 뉴욕 지점장이라는 직위에서 당장 쫓겨날 것은 뻔한 일이다. 그리고 머지않아 회사 안에서 그의 모습은 영원히 사라지게 될 것이다.

암 발생률이 높은 중장년 남성

우리 치과병원에 오는 환자들을 보면 자신이 간부 사원일수록 병을 더 겁내더군요. 몸이 나빠져도 회사 의료보험을 사용하지 않고 자비로 검진을 받는 사람이 많았어요.

불쌍하게도 회사에서 알게 될까 봐 무척 겁을 먹고 있었어요. 게다가 자비로 진찰을 받는다 해서 병원에 가는 게 그리 쉬운 것도 아니에요.

미국에는 24시간 진료 병원이 있다고 하는데, 일본의 큰 병원에서는 진찰하고 검사까지 하려면 오전, 오후 다 걸리니까 결국 하루는 시간을 내야 하거든요.

영업하는 사람은 외출한다고 둘러댈 수 있지만, 회사 내근인 경우는 외출 이유를 대기가 곤란하잖아요. 생각 없이 병원에 다녀오겠다고 솔직하게 말하면 당장 '아, 암이구나!' 라고 의심받게 되죠.

또 아직 확실한 진단이 나오지도 않았는데 "분명히 암이라는군"이라는 근거 없는 소문이 돌기도 한다는 거예요. 자본주의 사회라는 것은 이렇게 서로 상대를 먹어치우지 못해서 안달이란 말이에요.

이래저래 눈치 보다가 결국 치료시기를 놓쳐 버리는 경우가 자주 있습니다. 일본이 경제 대국이니 뭐니 하는 소리를 듣고 있는 배경에는 이러한 희생이 있었던 거예요.

정말 안타까운 것은 한 집의 가장이 사망했을 때죠. 그때까지 회사의 명령 한마디에 언제 어느 곳으로 부임될지 모르니까 대개는 자기 소유의 집을 갖지 않고 살아온 사람이 많아요. 또 요즘 부동산 가격의 폭등으로 집을 사고 싶어도 못 사고 살아왔겠지만 말이에요.

대부분은 회사 사택을 전전하게 되고, 회사에서도 지위에 맞는 꽤 넓은 사택을 제공하니까 주거 환경은 혜택을 받고 직장 생활을 계속 하잖아요.

그런데 이것이 일종의 함정이에요. 직원이 암으로 죽게 되면 그때까지 아무리 회사를 위해 공적이 많았다고 해도 죽는 순간 모든 것이 거기까지이랍니다. "네, 안녕히 가세요"이죠.

머지않아 망자(亡子)의 가족들은 곧 사택에서 내쫓기게 됩니다. 미망인과 그 자녀들은 남편을 과로해서 죽게 만들고, 자기들을 길거리에 내앉게 만든 회사를 죽도록 원망하고 싶겠지만, 그런 말 제대로 할 수 없는 게 일본 사회잖아요.

장년(長年) 세대들을 향해 내리치는 암의 습격은 일본에서 이런 비극을 계속 낳고 있어요. 석면, 타르, 중금속의 노동자는 직업 공해의 희생자입니다. 셀 수 없을 정도의 발암 물질이 그들의 하는 일과 관련되어 있어요. 일하고 있다는 자체가 어떤 형태로든 간에 암을 발병시키는 원인이 되고 있습니다.

'더럽다(기타나이), 위험하다(기켄), 힘들다(기쓰이)'로 상징되는 3K 산업의 암 발생률은 더욱 높지요. 요즘 3K 산업은 일본인이 싫어하니까 외국인 노동자들을 쓰고 있지만 말이에요. 이런 외국인 노동자들의 발암 가능성은 거의 한도에 달하고 있습니다. 국제적인 큰 문제로 발전할 우려가 있습니다.

각종 검사에 오히려 골병 든다

암 검진은 부작용 없이 할 수만 있다면 해야죠. 그런데 검사를 받는

쪽이 아무런 지식도 없이 무턱대고 받게 되면, 그야말로 검사에 찌들게 됩니다. 그거 위험한 거예요. 검사와 치료에 사람이 찌들게 되는 일처럼 무서운 것이 없어요.

위내시경, 기관지경, 객담 검사, 직장경, 직장 촉진(觸診), 세포진 검사 등의 검사는 방사선을 쓰지 않으니까 괜찮다고 생각해요. 우리 국민들은 뢴트겐 촬영이나 형광 투시 등의 방사선 검진의 남용에 의한 무서운 해(害)에 관한 지식이 아직 부족하지요.

나는 치과의사를 40년 했으니 얼마나 많은 양의 방사선에 쏘였겠어요. 뢴트겐을 찍는다는 것이 비록 소량이라도 방사선에 피폭되는 거예요. 약한 X선이라도 발암 인자가 될 수 있거든요. 많은 방사선을 쐰 세대는 확실한 피폭 피해를 입은 세대입니다.

소련(지금의 러시아)의 체르노빌 원자력 발전소 사고로 그 주변 지역에 얼마나 많은 암 환자가 대량으로 발생했는지 몰라요.

암을 두려워한 나머지 흉부 뢴트겐 촬영, 간 CT 검사, 위 이중조영(二重造影), 바륨을 먹고 형광 투시 검사 등을 연신 해대고 있으면 그것이 연속적으로 피폭을 입는 거예요.

30, 40대 한창 일할 나이의 사람들에게 백혈병과 악성 임파종이 늘고 있습니다. 이 나이 세대는, 전후(戰後)에 학교나 보건소에 급속히 뢴트겐 장치가 보급되었기 때문에 다량의 뢴트겐 촬영을 하고 많은 방사선에 쏘인 세대입니다.

회사에서 하는 정기 건강 진단 때라도, 입원 검진을 하더라도 뢴트겐 검사만은 너무 많이 받지 않는 게 좋아요.

방사선의 영향은 가산(加算)된다고 해요. 소학교(초등학교) 1학년 때 받은 것, 고교 입학했을 때 받은 것, 회사 입사할 때 받은 건강 진단 등 한번 쏘인 방사선들은 일평생을 통해서 사라지지 않고 그 사람의 몸에 가산되어 축적된다고 해요.

그래도 지금은 뢴트겐 촬영을 완전히 거부할 수 있는 형편은 못 되죠. 최저량의 피폭은 어쩔 수 없지만 그런 위험이 있다는 것을 인식하고 있는 것이 중요하다고 생각해요. 이런 얘기는 의사로서는 절대로 해서는 안 되는 것이지만 말이에요.

프로폴리스는 암을 막아준다

남성뿐만이 아니에요. 암은 남녀 관계없이 덮치지만 자궁암, 난소암 같은 부인과(婦人科) 암은 그 고통이 커요. 아픔뿐 아니라 병이 발생한 부위가 성기니까 대소변을 배설하는 기관과 가까이 밀착하고 있어서 배변 기관에 고장이 일어난단 말이에요. 여성으로서의 자존심, 우아함 등이 바닥을 치는 거지요.

"이런 창피한 꼴을 당하느니 죽는 게 더 낫겠어" 하며 우는 모습을, 간병하는 사람들은 종종 보게 될 것입니다.

중년 여성들은 건강하다면 일생 중에서 가장 즐거운 시기를 맞이하게 됩니다. 길고 힘들었던 육아, 아직 직위도 수입도 시원찮은 남편 혼자서는 지탱할 수 없는 가계를 위한 맞벌이 생활, 언제나 무겁게 내리덮고 있는 주택 융자금, 아이들의 수험 전쟁으로 인한 압박 등에서 겨우 한숨 돌리게 되는 나이죠.

중년의 여유와 행복은 그 모든 것을 참고 견뎌 온 뒤에 가까스로 찾아오게 되는 것이잖아요. 그때까지 살아오는 동안 "이번에는 도저히 헤쳐 나갈 수 없으리라"고 부부가 함께 절망했던 막다른 고비가 얼마나 여러 번 있었겠어요?

그것도 다 뛰어넘어서 안정과 애정이 익어가는 시기가 오는 거죠. 주택 융자 상환도 끝났고, 아이들은 훌륭한 성인으로 독립했으니까 돈 들어갈 일도 없고, 남편과 자신도 개인적인 용돈 정도는 충분히 있고, 시어머님도 돌아가셔서 이제는 즐거운 일만 남은 거예요.

지나간 결혼 생활에서는 결코 없었던 시간과 여유와 조건이 모두 갖추어지는 거죠. 그야말로 황금 시기입니다. 이때에 잔혹하게도 암

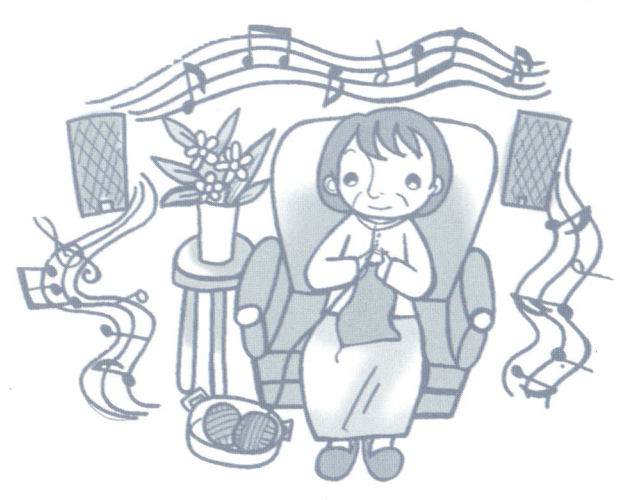

은 살며시 찾아옵니다. 이 마귀를 격퇴하지 않으면 지금껏 견디며 버텨낸 보람이 모두 무산됩니다.

프로폴리스는 암 환자의 식욕을 되찾아준다

환자에 대해 진정 양심적인 의사라면 암 환자에 대해 늘 염려가 되는 것이 있습니다. 수술, 화학요법, 방사선요법의 이 3대 기본 요법은 식욕을 완전히 떨어지게 하여 영양 섭취를 제대로 할 수 없게 한다는 것입니다.

암 때문이 아니고 치료 때문에 몸이 쇠약해져서 폐렴 등이 발병하여 생명을 빼앗기게 됩니다. 그리고 진행성 암인 경우는 통증이 있어요. 충치가 아파 오면 아무것도 먹지 못한 경험이 있지요? 암 통증은 충치 정도가 아니에요. 왜 잠만 제대로 못 자도 식욕이 없어지잖아요.

통증을 견뎌내야 하는 환자는 점점 기력이 떨어지다 보면 죽음에 더 빨리 다가서게 됩니다. 그러니까 환자에게 있어서 통증을 제거시키는 일은 식욕을 돋게 하는 것과 마찬가지로 매우 중요한 일이에요.

그런데 프로폴리스를 상용하면 푹 잘 수 있고 통증도 없어집니다. 점점 식욕이 당겨서 "선생님! 왜 내 먹성은 이렇게 게걸스러운지 창피할 정도예요. 먹으면 먹는 만큼 살이 쪄서 식사 제한을 할 지경이라니까요. 암에 걸리기 전보다 더 건강해졌어요"라고 말하는 사람도 있었어요.

환자의 가족들은 "암에 효과가 없어도 좋아요. 통증이 없고 수면제, 식욕 증강제로서 좋으니까 프로폴리스를 주세요"라고 하는 말도 들었지요.

프로폴리스는 혈액도 깨끗하게 해주는 것 같아요. 노화의 진행도 막아 주고, 치매에도 좋은 것 같습니다. 내 경험으로 봐서 매사에 의욕적이 되고, 머리가 맑아져 이 할머니가 뭐든지 할 수 있을 것 같은 기분이 들어요.

10장

최고의 약은 대자연 안에 있다

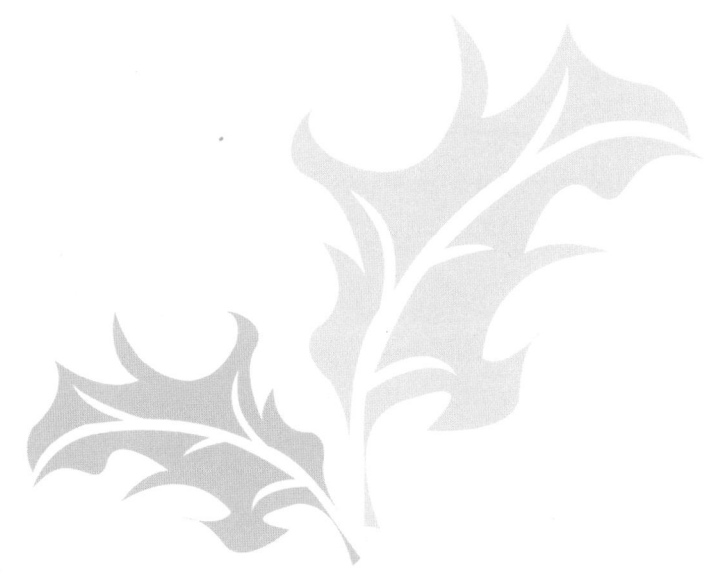

10장 최고의 약은 대자연 안에 있다

"약이란 역시 천연의 상태에서 만들어져야 해요"

통째로 먹는 영양 섭취를 모르는 현대인

미조구치 선생님의 치료법은 좋은 영양을 섭취하는 것과 늘 불가분의 관계가 있다. 비교적 저렴하면서도 영양이 높은 식단을 준비하는 것이 선생님의 특별한 기술임을 앞에서 말한 바 있다.

그런데 오늘따라 선생님은 왠지 느긋한 심경이 아닌 것 같아 보였다. "일본인은 가난했던 옛날로 돌아가지 않으면 살아날 길이 없어요"라고 솔직하게 말하고 싶은 얼굴이다.

병을 앓기 싫은 사람, 또는 이미 어떤 병에 걸려 투병하고 있는 사람은 지금부터 미조구치 선생님이 하는 말을 진지한 마음으로 귀 기울여 들어주기 바란다.

옛날 사람은 가난했기 때문에 야채도 뿌리, 잎, 껍질, 털 등 통째로 모두 다 먹었어요. 그래서 인간에게 필요한 모든 양분이 흡수될 수 있었지요. 곡물도 정백하지 않고 먹을 때는 당연히 건강했지요. 식물의 잎이나 과일의 껍질, 당근 뿌리 등에는 인간의 피부를 지키는 물질이 들어 있어요.

생선의 머리를 통째로 먹으면 고기와는 또 다른 별미가 있지요. 눈알 요리(우시오)라고 하는 것도 가정 요리에 있어요. 생선의 눈알에는 인간의 눈을, 생선의 머리에는 인간의 머리를 지키는 물질이 당연히 들어 있습니다.

또 미식가일수록 꽁치를 먹을 때, 제일 처음에 먹는 것은 창자예요. 순서가 정해져 있어요. 내장이야말로 최고의 영양과 풍미가 있다는 것을 알고 있기 때문이지요.

요즘 여자들은 부엌칼 하나도 다룰 줄 몰라서 껍질을 깎아야 하는 과일은 아예 안 사온다고 하더군요. 대신 밀감, 바나나 같은 걸 사온다고 합니다.

생선을 부엌칼로 다루는 위험한 일 같은 건 당치도 않다고들 생각하는 모양이에요. "생선 눈알이 무서우니까 머리, 꼬리 붙은 생선은 일체 사지 않아요"라고 말하는 부인들도 많고, 연어의 껍질마저 남겨서 버려요.

생선회만 먹는다든가, 백미가 아니면 입에 안 맞아서 못 먹겠다고 하니까 몸의 방어 능력이 점점 떨어져서 그런 집 아이들은 모조리 아토피에 걸립니다.

지금은 우리 인간의 몸의 각 부분에서, 자기네들에게 필요한 영양분이 들어오지 않는다고 비명을 막 지르고 있어요.

오염으로 인해 맘 놓고 먹을 음식이 없다

냉장고가 없던 시대에는 시간이 지나 음식이 상하면 먹지 않았어요. 그런데 냉장고, 냉동고 시대가 되어 식생활에 이변이 생긴 것입니다.

미국 사람들은 야만인이에요. 모처럼 가정에서 빵이나 피자를 오븐에 막 구워내면 그 자리에서 냉동시켜 버리잖아요. 세균은 안 묻고 칼로리는 있을지라도 식물의 생명은 죽어 버려요.

미국에서는 임신을 해도 음료는 코카콜라, 음식은 햄버거만 먹는 여성이 꽤 많다고 들었어요. 그런 음식물에도 칼로리도 있고 비타민도 있겠지요. 그러나 중요한 생명이 들어 있지 않아요.

그래서 태아에게 영양 공급이 안 되는 거죠. 신생아가 태어나는 그 자리에서 죽어 버린다는군요. 일본 사람도 그것을 비웃을 수만은 없어요. 그들과 별로 큰 차이가 없거든요.

바다에서 나오는 것들의 머리, 창자, 껍질까지도 버리지 않고 통째로 다 먹을 요량을 해도, 이젠 먹을 수 없게 되었어요. 그것들 자체가 오염되어 버렸는데 어떻게 하겠어요. 오염된 것 먹어 봤자 몸속에서 독만 쌓이지 아무 소용이 없어요.

도쿄 해안에서 잡히는 어패류는 진짜 입에 넣어서는 안 될 것들이에요. 어업을 즉각 중지하지 않으면 큰일 나요. 특히 패류에는 중금속류가 농축되고 축적되어 오수(汚水)의 독을 그대로 식탁에서 먹고 있는 것과 마찬가지라니까요.

폐암과 간암 환자로 만드는 담배와 술

백혈병 환자 수를 더 이상 늘리지 않기 위해서는 식물의 생산 방법과 식생활을 원래대로 회복시켜야 해요. 그렇지 않으면 절망적입니다. 기업은 돈벌이 본위로 생산하고 상점도 매상 위주에 광분해 있어요. 정부와 관청이 그것을 조장하고 있습니다.

내가 이런 말을 하면 틀림없이 대장성(大藏省)의 미움을 받아 징세를 담당하고 있는 국세청에서 당장 보복해 올지도 모르지만, 그런 것 무서워한다면 내가 이런 말을 할 수 있겠어요. 나는 내가 하고 싶은 말은 다 하는 사람이에요.

내가 말하고 싶은 요지는, 일본 국민을 환자로 만드는 일에 오히려 정부가 힘을 빌려 주고 있다는 것입니다.

담배는 폐암뿐만이 아니라 모든 암, 모든 병을 유발하는 원흉입니다. 그런데 그건 담배의 잘못이 아니에요. 현재의 담배 재배 농법은 엄청난 농약을 사용합니다.

담배를 재배하는 농가에서부터 병들어 가고 있어요. 그런 실태는 후쿠시마 현, 아오모리 현, 가고시마 현 등의 대량 담배 재배지에서 물어보면 금방 알게 돼요.

일본에서는 담배에 세금을 많이 매기니까 조직적으로 대량 생산하지 않으면 타산이 안 맞잖아요. 그러니 싫어도 농약을 흠뻑 적실 수밖에 없어요.

또 담배 잎 자체가 약해져 있어서 농약의 신세를 지지 않으면 당장 죽어 버리기도 하지요. 담배를 피우는 사람은 농약 덩어리를 흡연하는 것과 매한가지이에요.

담배는 인간에게 즐거움을 주는 하나의 방편이니까 안전하게 즐길 수 있어야 해요.

브라질에서는 담배가 잎사귀에 지나지 않으니까 피우고 싶은 사람은 얼마든지 자기 집 마당에 심습니다. 재배해서 썰어 그늘에 말려 축축하게 한 다음 발효시킨 것을 각자 취향에 따라 배합해서 맛있게 피우는 거예요.

농약도 안 하고, 매우 건강한 기호품이지요. 더욱이 그걸 즐기는 데 비용이 전혀 들지 않아요. 모두 자기 손으로 만드니까 말이에요.

일본인은 가계부가 삐꺽거릴 정도로 대금을 담배에 지불하고 암에 걸려 죽어요. 왜 일본 남자들은 이것에 대해 화를 내지 않는지 모르겠어요. 분명히 말하지만 국가와 대장성이 국민을 병자로 만들고 있는 거나 다름없습니다.

술도 똑같아요. 첨가물 투성인 술도 소비자의 간을 해치고 있어요.

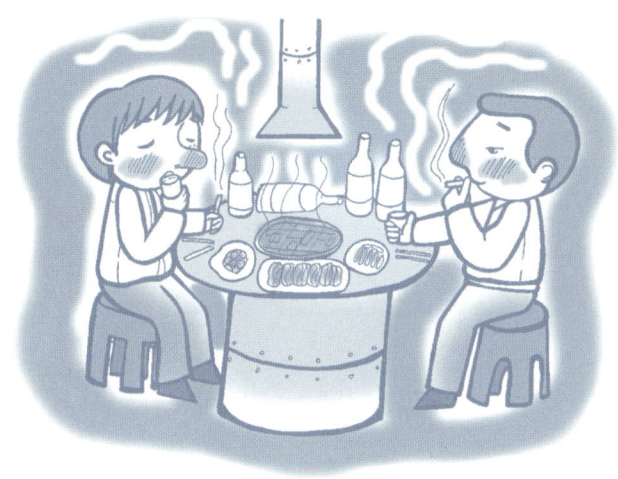

지금 술은 원주(原酒)에다가 에틸알코올과 설탕, 방부제를 넣지요.

인간의 장기가 망가지는 건 뻔한 일이에요. 증류주(蒸溜酒) 이외의 양조 술은 맥주든, 일본 술이든, 포도주든 내버려두면 다 초가 되어 버려요.

그러니까 억지로 효모의 작용을 억제시키지 않으면 안 되잖아요. 수년 전, 오스트리아 수입 와인에 부동액의 글리세린이 혼합되어 있어서 큰 문제가 되었던 적이 있어요.

술이나 담배를 하는 것도 모두 인권이라고 나는 생각해요. 자기가 만들어서 마시거나 피운다면 가장 좋은 방법이겠지요. 하지만 현실적으로 쉬운 일은 아니죠.

막걸리만큼 순수하고 맛있고 값싸게 즐길 수 있는 것은 없는 것 같아요. 그래도 밀조(密造)된 술의 적발은 엄격하지요. 이전에 전매국(專

賣局)의 계원이 밀조 현장을 적발하러 가서 덮치더니 자기들이 가지고 갈 몫은 듬뿍 압수해 놓고(진짜 막걸리는 맛있다는 것을 아니까), 나머지는 인분을 퍼부어서 마실 수 없게 한 일도 있었다는군요.

술, 담배를 소비자 자신이 만들어서 즐긴다면 그렇게 쉽게 폐암이나 간암에 걸리지 않을 거예요. 전에는 국가가 가난해서 술과 담배에서 걷어들이는 세금이 중요했지만, 이제 세계 제일의 경제 대국이 됐잖아요.

그럼에도 술과 담배를 전매제도(專賣制度)로 묶어 두는 것은 관료의 말로와 권익과 이익을 지탱하고 싶어서이겠지요. 현시대에는 술, 담배의 전매제도는 필요 없을 뿐만 아니라 악(惡)이에요.

효력이 좋은 농약은 독가스다

농수성(農水省)도 코앞의 것 외에는 보고 있지 않아요. 국민의 건강이라는 관점은 전혀 없어요.

지정 생산지라는 것이 있는데, 지정 생산지라는 감정서가 붙은 토지의 야채 생산 농가는 대표적인 생산지로서 대도시를 시장 삼아 대량 판매가 보증되어 있으니까 장사가 잘될 것 같잖아요. 그런데 엄청난 희생을 치르고 있어요.

일정 시간에 일정량(상당히 대량), 일정한 규격의 야채를 안정적으로 공급하지 않으면 안 돼요. 그것은 지상 명령이죠. '금년은 해충 때문에 일정량이 안 나온다' 라는 것은 용납이 안 돼요. 출하가 안 되면 대도시의 소비자들이 혼란에 빠진다는 거지요.

그래서 더욱 강력한 농약을 사용하게 되는 거예요. NHK TV에서 농업 단체의 한 책임자가 말했는데, 기계의 힘으로 배추밭에 뿌리는 농약은 독가스와 같은 성분이라는 거예요.

독가스든, 무엇이든 아무튼 뭘 써서라도 식용의 야채를 만들고 있다는 건데 '이거야말로 암에 걸리는 것은 시간문제다' 라고 나는 생각했어요.

이거보다 한층 더 무서운 것이 있어요. 병충해 때문에 너무 속 썩으니까 아예 벌레가 먹지 않는 유전자를 가진 품종을 만들어내겠다는 계획, 하늘을 향해 침을 뱉는 것 같은 이 무지막지한 안(案)이 나왔다는 겁니다.

벌레도 먹지 않는 것을 인간이 먹으면 분명히 인간의 유전자에 변질이 올 것입니다. 식물에 벌레가 생기는 것은 자연적인 것이에요. 식물이 벌레에 대해 열심히 대항하는 것에 식물의 생명력이 있는 것이 아닐까요.

에이즈, 괴병 등 난치병의 시대

현대 문명은 종말을 향하여 급하게 서두르고 있어요. 나는 세계 여행을 꽤 많이 한 편인데, 거대한 유적에 아무런 문헌도 남아 있지 않고, 세계의 일류 학자들이 총출동해서 연구해도 좀처럼 풀리지 않는 수수께끼가 얼마나 많은지 몰라요. 엄청난 고대 문명이었을 텐데 말이죠.

일본도 마찬가지예요. 일본 각지에서 출토되는 그처럼 훌륭한 청동기의 수수께끼가 풀리지 않고 있어요. 이렇게 좁은 일본에서 겨우 2000년 전의 문헌이 남아 있지 않은 게 이상하다는 생각이 들지 않나요? 그것은 너무나 급속히 문명이 발전하고 난숙(爛熟)해서 그 자만심 탓에, 단숨에 멸망해 버린 탓에 그 흔적도 없다고 봐요.

우리 생명의 근원이 되는 식물을 이렇게까지 못살게 굴면 그 보복은 반드시 올 겁니다. 그것도 곧바로 정확하게 돌아올 것입니다.

지구의 기온이 1도 올라가면 태고 때부터 잠자고 있던 몇 억, 몇 조의 세균이나 바이러스가 일제히 확 잠에서 깨어납니다.

앞으로 이 지구상에 어떤 기괴한 병이 발생될지 상상이 안 돼요. 에이즈는 그 가운데 하나에 지나지 않아요. 어떤 약도 듣지 않으니 방법이 없어요. 에이즈를 치료하는 시험 약이 개발되어 일시적인 연명의 효과만을 기대할 뿐이지요.

그런데 그 속 내용이라는 게 끔찍해요. "이런 약만큼은 일본에 상륙시키고 싶지 않다"라고 국립 암센터의 의사들은 말합니다. 많은 전문가들의 속내이기도 하지요. 항암제 정도가 아닙니다. 항암제의 100배의 독성을 가졌다고 하니까 완전히 독약 그 자체지 뭐겠어요.

그러나 후생성은 국립이나 공립대 병원에 있는 에이즈 환자에 대해서 주저하지도 않고, 죽음의 독약을 써 가며 시험 치료에 들어갔어요. 전원 사망하고 말았지요. 강한 약은 쓰면 쓸수록, 갈수록 생체의 기능이 약해져요.

뉴욕에서는 에이즈 감염자(발병하지 않은 사람도 포함해서)가 100명 중 1명꼴이라는 말도 있습니다. 약 50년 후에는 엉뚱한 기형아들이 세계 여기저기에서 태어날 겁니다. 이미 소련에서는 1985년 체르노빌 원자력 발전 사고가 난 뒤 그렇게 됐으니까 말이에요.

일본의 벌은 프로폴리스를 만들지 못한다

"일본의 꿀벌은 야성(野性)을 잃고 항생제로 찌들어 버렸어요. 마치 하우스에서 재배하여 농약에 찌든 야채나 담배 잎과 똑같아서 일본 같은 근대 양봉으로는 진짜 프로폴리스를 채취할 수가 없어요."

미조구치 선생님의 이 말은 나에게 충격적이었다. 선생님은 당신 자신이 암과 투병한 환자의 한 사람으로서 '프로폴리스만큼 암 투병에 좋은 것은 없다. 이 자연의 영약을 후손에게 전하고 가는 것이 내 사명이다'고 비원(悲願)의 호소를 계속해 왔다.

2장에서 말한 것과 같이 나는 아리요시 사와코의 《왕대》를 감명 깊게 읽고 꿀벌을 치는 생활을 동경해 왔다. 그때는 프로폴리스를 몰랐기 때문에 그저 로열젤리야말로 장수의 영약이라고 믿고서 말이다. 물론 그때도 로열젤리는 세상에서 얼마든지 팔고 있었다. '로열젤리 화장품, 로열젤리 첨가 벌꿀' 등은 요란한 광고에서 늘 보아 왔던 터이다.

그러나 나는 직감으로 '이런 것은 가짜다. 거짓 광고다. 진짜 로열 젤리는 한 수저도 들어가지 않았을 것이다. 장사꾼이 만든 것은 모두 가짜임이 틀림없을 테니까, 실제로 내 손으로 벌을 치지 않으면 진짜는 얻을 수 없다'고 생각하고 있었다.

더구나 최근에 《왕대》에서 나오는 기적의 근원이 바로 프로폴리스였다는 것을 알게 된 후부터는 더욱더 꿀벌을 칠 시기를 앞당기고 싶어졌다. 내가 손수 하기만 하면 순수한 벌꿀이나 프로폴리스를 얻을 수 있으리라고 굳게 믿고서 그날을 얼마나 꿈에 부풀어 기다렸던가.

이렇게 부푼 꿈을 안고 있던 나에게 미조구치 선생님의 말은 큰 충격이었다. 이럴수록 진실은 정확히, 그리고 재빨리 알아두지 않으면 안 된다. 가짜 프로폴리스는 아무런 의미도 없을 테니까 말이다.

벌의 원시적 본능과 힘을 잃어가고 있다

내가 브라질에 갈 때마다 듣게 된 것은 천재지변이라고까지 말하는 벌의 재난이었어요. 그곳의 벌은 몇 만 마리라는 기세로 한꺼번에 공격을 해 옵니다.

브라질에서만도 매년 20명 정도는 벌에 쏘여서 쇼크로 죽는답니다. 특히 말은 벌에 약해서 전신에 침을 맞으면 죽어 버려요. 원시적인 벌은 원래 모질고 사나워서 공격성이 아주 강해요.

그랬던 벌을 근대 자본주의의 양봉업자가 인간에게 해를 끼치지 않는 얌전한 벌로 개량해 버렸어요. 가장 대표적인 곳이 미국이에요.

개량 벌은 몸이 크고 꿀은 잘 채취해 오는데, 인간에겐 공격을 안 하죠. 또 양봉가들과 함께 북쪽 한계까지 이동하며 여행을 해야 하니까 추위에도 강하다고 해요. 모든 점을 인간에게 맞추어 편리하게 바꾸어 버린 것입니다.

그 결과 벌들의 유전자에 변화가 생겼는지, 방어 공격을 하는 원초적 본능까지 잃어버리고 만 거예요. 지금 북반구에 서식하고 있는 유럽 개량 꿀벌은 꿀을 날라오고 프로폴리스와 비슷한 것(樹脂)을 끌어 모아오지만 가공(날라온 수지를 꿀벌이 자기 침에 의해 유효 물질인 프로폴리스를 만드는 일)을 하지 않는다고 합니다.

현재 일본에 있는 꿀벌은 대부분 유럽계 개량 꿀벌이에요. 이것들은 인간에 의해서 개량되었다기보다는, 정확히 말해서 변질되어 원시적인 힘을 잃어버린 것들이라고 할 수 있지요. 자기들을 지키는 프로폴리스를 조금밖에 모아오지 못하니까 그대로 방치해 두면 부저병 등에 걸리게 됩니다.

그러니까 양봉가들은 항생제인 테라마이신을 벌집에 발라 주게 되는 거예요. 그들은 벌꿀을 걷어 가면서 그 대신 설탕물을 넣어 주는데, 거기에 항생제를 섞고 그걸 벌집에 분사(噴射)합니다. 북반구의 벌꿀은 항생제 범벅입니다.

요즈음의 벌은 항생제를 쓰지 않으면 사멸해 버리고 말아요. 그런데 이 사실을 사실대로 얘기하면 벌을 치는 농가가 타격을 받게 되니까 농수성은 모른 척하고 있을 뿐이지요.

최고의 약은 대자연 안에 있다

진짜 프로폴리스는 제한된 양밖에 없다

이러한 벌에 비해서 브라질의 벌은 아프리카에서 수입된 원종(原種)이므로 원시의 맹렬하고 야만적인 힘을 가지고 있어요. 이런 꿀벌에게서 진짜 프로폴리스를 얻을 수 있어요. 그렇다고 브라질의 것이라고 무엇이든 다 좋은 건 아니고, 진짜를 채취할 수 있는 곳이 따로 있습니다.

북회귀선에서 남회귀선까지의 500km의 지역에서 생산된 것만이 최고 품질의 프로폴리스예요. 이곳에서 채취되는 프로폴리스는 연간 15톤 정도밖에 되지 않아요. 암 환자 한 사람 고치는 데 1kg은 필요하니까 15,000명분밖에 안 되는 것이 현 실태이죠.

이제 아시겠어요? 내가 일본의 어린이들에게 나누어 줄 분량밖에 없다고 한 이유를 말이에요. 이대로 가다가는 세계적으로 그 필요 수요가 증가하고 머지않아 고갈되어 버리면, 결국 환상의 민간약이 될 수밖에 없겠지요.

그러기 전에 어서 일본의 의학계, 약학계가 이 놀라운 사실을 파악해 줄 것을 나는 희망하고 있어요. 다른 나라에서도 일본으로 우르르 몰려와 프로폴리스를 가져가려고 할 거란 말입니다.

그렇지만 자국의 어린이가 선결 문제인데다가, 또 일본에서 생산되는 것도 아니고 브라질에서밖에 살 수 없잖아요. 그러니까 사고 싶은 나라는 현지에 가서 사게 하면 되겠지요.

결국 최종적으로 앞세울 수 있는 것은 인간, 국민, 민족의 체력에 의한 승부예요. 국가와 국가, 인간과 미생물, 다 그래요. 균형이 유지되는 것은 일시적 상태에 지나지 않아요. 언제, 어느 때, 어떤 일이 일어날지 모르는 일입니다.

인간의 세포는 반년 만에 교체된답니다. 그러니까 프로폴리스를 복용하기 시작했으면 반년은 계속해야 돼요.

하늘이 내려준 영약의 한없는 보고인 브라질

미조구치 선생님의 말을 들으며 내가 절실하게 느낀 것은, 진짜 좋은 약은 역시 천연의 상태에서 만들어진다는 것이다.

벌은 사천만 년이나 변함이 없는데, 벌꿀을 따기에 광분한 인류가 사육하기에 편리하고 안전하도록 주물러서 단순한 벌꿀 생산 기계로 만들어 버렸다.

채밀할 때에 벌에 쏘이지 않아서 확실히 편리할 것이다. 그러나 꿀벌의 생명인 프로폴리스 수집에 있어서는 알맹이가 빠진 텅 빈 껍질만 얻게 되어 버린 것이다.

나는 답답한 마음을 달래며 이렇게 스스로에게 소리쳤다.

'그럴지라도 대자연 중에 아직 남아 있지 않은가. 브라질의 사나운 벌이 그 중의 하나임을 증명하고 있지 아니한가!'

브라질은 정글에 한 발자국 들어가면 무엇이 튀어나올지 모른다고 한다. 강과 늪, 연못 등 물이 있는 곳에는 반드시 악어와 피라니아가 있으니까 수영을 할 때도 목숨 내걸고 해야 한다. 카피바라라고 하는 돼지 크기만한 큰 쥐도 있다고 하는데 나로선 상상이 안 된다.

독거미, 전갈, 대형 개미, 모기 등 야성을 감추고 있는 생물들이 브라질에는 건재하며, 모기는 가죽 잠바의 가죽을 뚫고 살을 찔러댄다고 한다. 아마존 유역에 서식하고 있는 유독성(有毒性) 생물의 숫자는 또 얼마나 많은가.

상파울루에 있는 '독사연구소'는 독사, 전갈, 독거미 등 유독 생물의 백신을 제조하는 데 있어서 세계적으로 유명하다. 연간 2만 마리의 독사가 브라질 전토에서 모아지고 그것에서 취한 혈청은 세계 각지에 공수되어 독이 있는 생물에 물려 빈사 상태에 있는 인명을 무수히 구하고 있다.

중독된 병을 구제하는 것은 결국 '독은 독으로 제지한다'는 것이 아닐까. 마루야마 백신도 인간에게 원래 유독(有毒)한 인형결핵균(人型結核菌)을 배양하여 독을 약화시킨 것이다. 그것에 신비한 힘이 존재한다.

그런 의미에서 중남미의 여러 나라는 세계 최후의 영약의 공급지이며, 브라질 꿀벌의 프로폴리스야말로 문명의 침해를 받은 인간들에게 있어 마지막 남은 보루와 같다는 생각이 든다.

미조구치 선생님은 정신적으로나 물질적으로 브라질의 보이스카우트 활동에 많은 공헌을 했다. 그것도 익명으로 말이다. 브라질을 소중히 여기는 것은 필시 일본의 장래를 위하는 것이 되리라는 선생님의 대국적(大局的) 판단에서 비롯되었음을 알 수 있다.

한편으로는 브라질을 도운 선생님의 동기에 순진무구한 이유도 있었다고 본다. 선생님은 티 없이 맑은 남자 아이들을 매우 좋아했다. 개구쟁이, 골목대장들인 그들이 귀여워서 어쩔 줄을 몰라 하였다.

어쩌면 선생님은 브라질의 개구쟁이들을 거느리고 자신이 밀림의 여왕이 되는 꿈을 꾸며, 거기서 크나큰 기쁨을 얻고 있었는지도 모른다.

11장

프로폴리스를 발견하기까지 미조구치 박사의 인생 역정

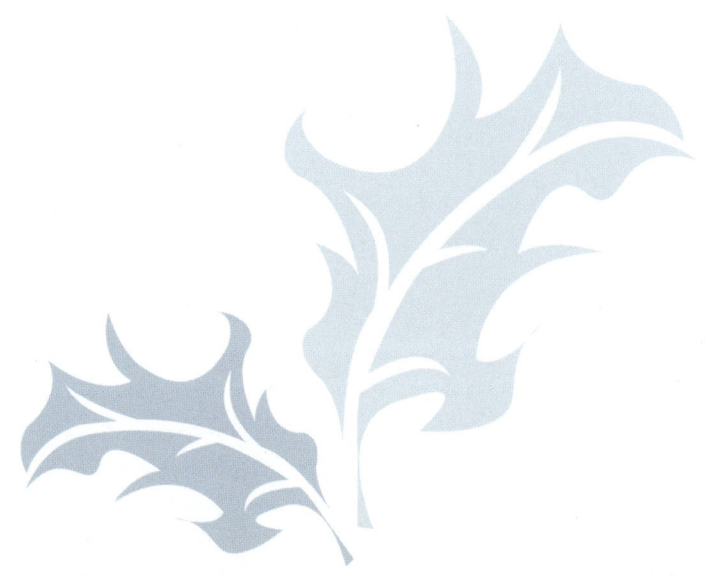

11장 프로폴리스를 발견하기까지
미조구치 박사의 인생 역정

"부끄럽지만 들어주세요"

미조구치 박사의 자유분방한 일대기

"나는 왜소한 편이지만 남자들이 하는 모험이란 모험은 모두 다 했어요. 무도(武道)를 너무 좋아해서 무도관에서 초단을 땄지요. 이밖에도 등산, 오토바이, 글라이더 등등 용케 지금까지 목숨을 잃지 않았다고 가끔 생각해요. 아무튼 하고 싶은 것은 다 하고 살았으니까 이제 이 세상에 미련은 없어요. 언제든지 죽을 수 있을 것 같아요."

이 말에는 미조구치 선생님의 인생 역정이 잘 드러나 있다. 너무 지나치다 싶을 정도로 주위의 사랑 속에서 성장하여 이토록 자유분방하게, 어쩌면 제멋대로이기까지 할 정도로 천진난만한 삶을 살아온 여성은 그리 흔치 않을 것이다.

선생님에게는 약간 이색적인 소녀 시절이 있었다. 니혼바시의 대지주였던 미조구치가(家)에서는 자녀들에게 보통 사람은 귀를 의심할 정도의 자유가 허락되었다. 이를테면 소학교에 다니는 시절에 집을 열 채쯤 지을 수 있는 예금 통장을 주며 어린 여왕 같은 생활을 시켰다.

옛날의 도쿄에는 이런 이색적인 가정도 있었구나 싶어 감탄스럽기만 하다. 아무런 제약도, 그 누구의 제약도 받지 않아서 마치 코미디나 연극에 나올 법한 가족을 연상케 하는 가정이었다.

물론 선생님 집안보다도 더 부유한 부호는 이 세상에 얼마든지 있다. 그런데 대부분의 갑부나 재산가들은 오히려 그 생활방식에 제약이 있어서, 부모나 그 자녀들도 멋대로 행동을 할 수 없는 것이 보통이다. 또한 부자들 중에는 비상식적일 정도로 인색한 사람들이 많다.

아무튼 이렇게 아이들에게 철저한 자유를 허락했지만, 또 한편으로는 엄격한 예의범절도 있었다고 한다. 너그러움과 엄격함이 독특하게 섞여진 미조구치가의 가풍이 그대로 미조구치 가즈에 선생님의 인격을 만든 것 같다는 생각이 든다.

관동 대지진과 세계적 대불황

그렇다고 해서 미조구치 선생님이 마냥 순조롭고 평온한 소녀 시절을 보낸 것만은 아니다.

1916년 선생님이 태어났을 때의 일본은 제1차 세계 대전의 승리로 인해 국가로서는 전무후무한 호황을 맞고 있었다. 원래 재산가였던 미조구치가 역시 그때에 더욱 비약적인 성장을 했으나, 호황 뒤에는 반드시라고 말해도 좋을 만큼 불황이 찾아오는 법이다.

1922년의 관동 대지진으로 스미다 강의 낮은 지대에 사는 사람들은 큰 피해를 입었다. 스미다 강이 열탕처럼 끓어올라 그곳에서만도 30만이라는 사람이 불에 타서 죽고, 부상자는 100만 명에 달했다. 미조구치가의 사람들도 하마터면 전멸될 뻔했다.

천성적으로 남자 같은 기질인 선생님은 어린 시절에 관동 대지진과 세계적 대불황이라는, 세상이 뒤집혀지는 것 같은 두 번의 사건을 경험했다.

대불황 때는 미조구치 가즈에 명의의 예금이 한꺼번에 고스란히 없어지기도 했다. 몇 번이나 사회적 대사건에 휩쓸려 생가(生家)가 큰 손해를 입었는데, 그때마다 선생님의 담력은 그만큼 자라났다.

어린 시절 윤택한 환경에서 자라 세상에서 아무 부족함 없는 소녀였던 선생님은, 백혈병이라는 암에 걸려 불행한 처지에 있는 어린이들에 대해 동정심이 깊은 것 같다.

오스카 와일드의 《행복한 왕자》라고 하는 동화가 있다. 다이아몬드, 루비, 에메랄드 등의 화려한 보석으로 장식된 왕자의 동상이 헐벗고 고통당하는 행인에게 손수 자신의 옷을 벗어내어 주고는 자기는 벌거벗은 가련한 모습이 되어 버리는데, 그 애정과 동정심 덕분에 천국에 올라가게 된다는 이야기이다.

'행복한 황녀'로서 자란 미조구치 선생님도 역시 자신의 생의 최후에 백혈병 어린이들을 구하기 위해 자신의 전 재산을 던져서 벌거숭이가 될 각오를 했다.

지금부터는 미조구치 선생님이 지난날을 돌아보며 들려준 이야기이다. 선생님이 살아온 여정과 함께 그 감동적인 생의 종말을 함께 나누고자 한다.

대학생에게 한턱내는 아이

나는 1916년 니혼바시의 마루젠 근처에서 장녀로 태어났어요. 내 밑으로 남동생 둘, 여동생 하나가 있고요. 아버지는 상당한 규모의 설계업을 하셨습니다.

내가 첫 손녀인 탓인지, 할머니는 완전히 내 편이었어요. 할머니는 대지주의 집에서 시집오신 분이었는데, 첫 손녀인 내가 워낙 왜소하고 몸이 약했기 때문에 별 탈 없이 자라 주는 것만으로도 다행히 여기셨는지 아무튼 말도 못하게 나를 귀여워하셨어요.

"할머니, 용돈 주세요" 하고 조르면 싫은 내색 안 하시고 얼마든지 주셨으니까 말이에요.

내가 아직 소학생인데도 "할머니, 말 두 마리가 왔으니까 데리고 꼬치요리 먹으러 갈래요" 하면 용돈을 듬뿍 주시곤 했어요.

말 두 마리가 무슨 말이냐 하면 배가 고파서 쩔쩔매고 있는 대학생을 일컫는 거예요. 하숙비 지불이 늦어지면 당장 쫓겨나지는 않지만 하숙 밥이 끊어져요.

그러면 한창 먹을 나이인데 어떻게 되겠어요. 견디다 못해 마침내 울면서 나한테 쫓아와요. 할 수 없이 내가 꼬치요리 집에 데리고 가서 배가 부르도록 먹게 했지요.

1922년 내가 소학생이었을 때, 관동 대지진으로 우리 집은 니혼바시에서 메지로의 고지대로 옮기게 됐어요. 지대가 낮고 위험한 곳에 생활의 본거지를 뒀다가 또 재해가 일어나면 큰일이니까 그렇게 한 거죠.

넓은 대지 한가운데 집을 세우면 관동 대지진 때처럼 옆집에서 타오르는 불길이 옮겨 붙을 염려가 없다는 판단으로 그때 당시는 어떤 집이나 다 옆집과 간격을 많이 두고 지었어요. 유명한 비누회사인 미쓰와비누의 미와가(家)의 대저택도 근처에 있었어요.

그리고 다카다노바바는 낮은 지대에서 살던 사람들이 많이 이주해 와서 간다 강의 물을 이용한 염색 공장을 시작하여 지역 산업으로까지 발전했지요. 이것이 내가 다카다노바바 일대와 인연을 맺게 된 시작이에요.

어린 시절에 이런 일도 있었어요. 메지로에 살던 어느 날 내가 학교에서 돌아왔더니 온 식구들이 와세다 게이오 시합의 구경을 가 버리고 없었어요. 우리 아버지는 그 시합을 보고 싶어서 일부러 이발소에서 까까중머리를 하시기도 했어요. 심지어 와세다 응원부의 학생으로 둔갑해서 신궁 야구장에 몰래 들어갈 정도로 정상을 벗어난 야구광이

셨죠.

나는 화가 치밀어서 "에이, 의리 없네" 하며 혼자 신궁 야구장에 쫓아갔는데 이미 초만원이었어요. 들어가게 해 달라, 안 된다 하며 밀고 당기는 소동이 일어났지요. 어찌나 혼잡이 심한지 그 틈에서 내 작은 몸은 점점 밀려나고 있었죠.

그 당시 와세다의 응원단원 중에 미조구치 고로라고 하는 명물이 있었는데 내 사촌오빠였어요. 나는 가로수를 타고 원숭이같이 올라가서는 "고로 오빠, 고로 오빠! 이리 와 줘요, 지금 빨리!"라고 있는 대로 소리를 질러댔어요. 조그만 여자애가 나무 위에서 쇳소리를 내며 고함을 질러대니까 사람들의 시선이 집중되었죠.

응원단 사람들이 "고로, 부르잖아" 하니까 고로 오빠가 내게 뛰어왔어요. 나는 곧장 고로 오빠의 어깨 위에 올라타고 야구장 안에 들어가 가족들이 있는 곳에 갈 수 있었어요. 늘 내게 상냥하기만 했던 부모님도 그때는 기가 막히셨는지, 집에 가서 볼기를 때리셨어요.

그때부터 난 와세다와의 인연이 깊어진 것 같아요. 다카다노바바에 치과병원을 개업하고 나서도 와세다 대학 교수들의 부인들하고는 인연이 참 많았으니까요.

전쟁 후라서 대학 교수의 급료만으로는 도저히 생활이 힘드니까 부인들이 역 근처에서 카페 같은 것을 해서 가계에 보태기도 했던 때이기에 무료 치료는 물론이고 여러 가지 상담을 해주곤 했었지요.

열두 살에 자기 명의의 재산을 없애고 생긴 배짱

"소학교를 졸업하면 일금 일만 엔의 은행 예금 통장은 가즈에의 재산이다"라고 할머니가 말씀하셨어요.

1920년대에 일만 엔이면 대문이 있고 훌륭한 담으로 둘러싼 집을 세 채 정도, 임대하는 집이라면 열 채 정도는 세울 수 있는 금액이었어요. 할머니는 나를 귀여워하신 나머지 아직 소학생인 손녀에게 지금의 말로 하면 생전(生前) 증여를 하신 셈이에요.

관동 대지진으로 낮은 지대에 있는 서민층의 집들이 큰 타격을 받았어요. 그것이 할머니에게는 큰 충격이었던가 봐요. 아직 어리기만 한 손녀인데도 미리 재산을 떼 주고 나서야 안심을 하셨어요.

그런데 내 명의로 예금해 놨던 통장의 돈이, 내가 중학교에 들어가기 전에 모두 날아가 버린 거예요. 제1차 세계 대전의 호황이 1929년 일본에 들이닥친 세계 대공황으로 인해 물거품처럼 무너지고, 아카지 은행, 와다나베은행 등이 일제히 파산해 버렸습니다.

당시 국가에서는 예금주에게 단 한 푼도 변상해 주지 않았어요. 물론 내 재산도 아무런 보호 조치를 받지 못하고 연기처럼 사라졌는데, 그래도 나는 조금도 개의치 않았어요.

그 이후, 은행이 도산하게 되면 대장성이 구출에 나서게 됐어요. 우리 같은 사람들의 희생에 의해 예금자 보호 정책이 세워졌으니까 그걸로 난 만족했죠. 아직 어린 나이에 그런 경험을 한 덕분인지, 내 뱃심이 두둑해진 것 같아요.

공교롭게도 대지진이 일어난 지 꼭 20년 되던 해에, 이번에는 내가 살고 있던 메지로가 미국의 폭격을 맞아서 폭삭 내려앉았어요. 집과 집 사이에 간격을 두고 지었기 때문에 옆집에서 불이 번져 오는 일은 없었지만, 공중에서 내리꽂히는 폭탄은 막을 수가 없잖아요. 홀랑 다 타 버렸지요.

공습이 있고 20년째 되던 해에는 간다 강의 범람으로 치과병원이 완전히 침수되고 말았어요. 한번 침수되면 전부 진흙범벅이 되어 버리니까 비싼 의료 기기에서 시궁창 구린내가 나는데, 아무리 씻어내도 도저히 쓸모가 없게 돼 버려요. 모든 것이 물거품처럼 사라져 버린 거죠.

이상하게도 꼭 그렇게 20년마다 한 번씩 나에게 재해가 찾아오는 거예요.

"에라, 될 대로 돼라. 내 잘못도 아닌데 무일푼 신세가 돼 버리다니……. 세상 일, 참 알 수 없네. 20주년 대재해 기념이다."

나는 이렇게 한바탕 소리 지르고 잊어버렸지요. 하여튼 재산이나 돈 같은 건 의지할 것이 못 된다는 것을, 얼마나 허무한 것인가를, 내 일생을 통해서 절실히 알게 되었어요.

남을 돕는 것을 좋아하다

부유촌인 메지로로 이사하고 나서도 미조구치 일가의 생활방식에는 달라진 게 없었다. 프로 일본씨름 경기인 오오즈모 시합이 시작되는 날은 반드시 가족이 모두 함께 갔다.

미조구치 선생님은 세 살 무렵부터 부모님과 함께 씨름 구경을 하였는데 "국기관의 1등석 관람객들에게 항상 인기가 있는 아이였다"라는 말을 나중에 부모와 친척들로부터 들었다고 한다.

인기를 끈 이유에 대해 물어 봤더니, 보통의 세 살배기 아이답지 않게 얼마나 남을 잘 돌보아 주는지 가족들도 모두 놀랐다고 한다.

시합 도중에 관람석을 뛰어다니면서 "아이, 아까워라. 도시락을 이렇게 남기다니……. 내가 치우는 걸 도와 드릴게요" 하며 남은 도시락을 다시 싸서 돌려주기도 하고, 떨어뜨린 물건을 집어주기도 하고, 어떤 때는 씨름을 끝내고 돌아가는 씨름 선수의 등의 땀을 닦아 주기도 하는 등 오직 봉사에만 전념하는 아이였다는 것이다. 그래서 늘 단골 관람객의 환영과 칭찬을 한 몸에 받았다고 한다.

그것은 미조구치 가문의 가풍에서 비롯된 가정교육이었어요. 나는 여자지만 공부가 하고 싶어서 상급 학교 진학을 희망했어요. 부모님은 내 생각을 허락은 해주셨는데 그 대신 조건을 제시하셨어요.

"네가 여자로서의 한 사람 몫을 할 수 있다면 공부든, 무엇이든 다 해라. 그런데 여자로서 기본적인 것을 갖추지 않으면 반병신이나 마찬가지니까 그건 허락할 수 없어"라고 말씀하셨어요.

우리 집안은 '아침에 해가 중천에 떠서 일어나는 놈들에겐 아침밥을 안 먹인다'는 원칙이 있어서 잠자리에서 미적미적 뒹굴고 있다는 건 어림도 없는 일이었죠.

그 당시는 가스가 아니라 장작으로 밥을 지었잖아요. 어스름한 새벽에 가마솥에 불을 지피지 않으면 안 되는 거예요. 그러기 위해서는 그 전날 밤에 장작을 패서 미리 준비해 놓아야 되지요.

그러니까 공부한답시고 엎드려만 있는 건 용납이 안 됐어요. 일꾼이랑 식모가 여러 명 있었는데, 우리 남매들도 똑같이 일을 시키셨어요.

그때 나는 어린 마음에 늙수그레한 고참의 식모들이 왜 그렇게 무서웠는지 몰라요. 몇 십 년 전부터 우리 집에 터줏대감으로 들어앉아 있었으니까 안주인이나 마찬가지예요.

"아기씨 어머니도 제가 이렇게 가르쳤습니다. 그러니까 아기씨도 이대로 하셔야 합니다"라고 딱 잘라 말하면, 주인집 딸이라도 감히 맞설 수가 없었습니다. 그때는 그렇게 가정의 기본 교육이 확실했던 시대였어요.

연극광의 소녀

도쿄 사람들은 연극을 무척 좋아했어요. 우리 집 식구들도 메이지자, 신바시엔부죠, 가부키자 등에서 공연하는 연극이란 연극은 하나도 놓치지 않고 다 보러 다녔어요. 배우들에게 심취해서 후원도 많이 했고요.

할머니는 나가우타(長唄), 기요모토(清元)는 물론 기다유(義太夫) 연습까지 하신 분이세요.

"예술을 감상하려면 돈을 아껴서는 안 돼."

이것이 생전의 할머니의 지론이셨죠. 할머니는 우리들이 연극을 보러 가겠다고 하면 용돈을 듬뿍 주시고서는, "이런 부분을 확실히 보고 들어두도록 해"라고 미리 지적해 주시곤 하셨죠. 그러면 우리는 대본을 구해 열심히 참조하면서 연극을 감상하곤 했어요.

이건 최근의 얘긴데요. 손님 접대가 시원찮은 초밥집이 한 군데 있는데 나는 그 음식점에서 아는 사람을 만나 식사를 하며 이야기를 나누고 있었어요.

그런데 가게 여주인이 번번이 남의 이야기에 비집고 들어오는 거예요. "선생님, 명치시대 분이지요?" 하며 1916년 태생인 나를 명치시대의 고물로 만들지 뭐예요.

나는 귀찮다는 생각이 들었지만 "아아, 그래요"라고 적당히 대답하고 얘기를 이어가는데, 여주인은 계속 우리들의 대화를 듣고 있다가 "정말 명치시대군요" 하며 혼자서 연신 감탄을 연발하지 뭐예요. 나는 화가 버럭 났지만 참고 있다가 나중에 물었지요.

"그런데 그런 건 왜 묻는 거예요?"

"선생님의 말씨가 도쿄 본토박이 말투여서요."

사실 내가 쓰는 말 중에서 낡은 단어나 표현이 자주 튀어나오기는 해요. 초밥집 여주인이 나를 명치시대 할머니로 본 것도 무리는 아니다 싶었어요.

더욱이 요즈음 도쿄에 사는 사람들 중에서는 순수한 도쿄인은 드물거든요. 그러니 더 별스럽게 들렸겠지요. 그런데 내가 그런 말투를 쓰게 된 것이 연극을 많이 본 탓도 있는 것 같아요.

그 당시 학교와 집안 일로 정신없이 바빴는데도 어떻게 그렇게 열심히 씨름과 연극, 그리고 다른 예술 등에 시간을 할애할 수 있었는지 지금 생각해보면 참 신기한 생각이 들어요. 아마 젊은 날의 힘, 정열 뭐 그런 거 아니었나 싶어요.

원하는 것은 반드시 이루어낸다

기모노로 멋을 한껏 내며 즐기던 때도 있었어요. 신파(新派) 작가로 명망 높았던 이즈미 교카(1873-1939년)의 '온나게이즈'의 무대 공연이 있었던 때였죠.

당시에 여자 주인공인 미즈다니 야에코가 무대에서 입고 있었던 의상이 매화를 뿌려 놓은 것 같은 잔잔한 무늬의 기모노였어요.

때마침 그것과 똑같은 천을 긴자의 포목점에서 선전하면서 팔기 시작했는데, 내가 그 천으로 기모노를 해 입고 연극 구경을 갔지 뭐예요. 무대 위의 여 주인공인 야에코와 객석의 관람객이 똑같은 옷을 입고 앉아 있으니 참 볼 만했지요. 그 기모노는 가격이 엄청나게 비싸서 부호의 마나님이나 권력 있는 남자가 데리고 사는 기생이 아니면 엄두도 못 낼 정도였어요.

나와 여동생의 경우 아직 어릴 때라도 부모님께 말씀드리면 거절

하지 않으시고 거의 다 들어주셨으니까 약간 남다른 분들이셨다고 할 수 있을 거예요. 그래도 엄할 때는 무척 엄하셨어요.

"천은 사 주지만 기모노 집에 맡기거나 하면 너희들은 연극 볼 자격 없다. 연극 보러 가고 싶으면 너희들이 손수 만들어야 해. 자기 입을 옷 하나 못 만드는 여자는 여자 축에도 못 든다."

그 말을 듣고 포기하는 건 여자로서의 자존심이 안 서는 일이죠. "좋아, 한번 해보자" 하며 동생하고 둘이 앉아 밤을 새워 가며 재봉을 끝내고는 기모노를 입고서 연극에 늦지 않게 극장으로 쫓아갔지요.

여학교 졸업식에는 보통 때 입는 교복이 아니고 전통 의상을 입었지요. 부모님은 또 이것으로 딸을 시험하시는 거예요.

"이 자수를 깔끔하게 처리하지 못하면 입을 자격이 없다."

그래서 우선 도안을 창호지에 그려서 도려내고, 모양을 그려서 색깔을 칠하고 견본을 만들어 일본 자수를 완성시켜 나갔어요. 그런 일이 많았기 때문에 나는 몬쓰키 하카마(남자 기모노 정장)도 만들 수 있어요. 남자들이 말을 탈 때 입는 하카마(치마 같은 바지)든 무엇이든 다 만들 수 있어요.

안 시키시려 들면 안 배울 수도 있었지만, 부모님은 평범한 집 딸들처럼 무슨 일이든 제 손으로 할 수 있도록 교육시키셨던 거죠. 지금 생각하면 그게 너무 감사해요.

인생의 밑거름이 된 유도

작고 가냘파 보이는 미조구치 선생님이 9년씩이나 유도관에 다니며 특별 훈련을 받아 마침내 상대를 던지는 법 36가지와 유연히 넘어지는 법 등을 몸에 익혀 유도 초단을 받았다는 말을 듣고서, 나는 선생님이 가수 미조라 히바리(일본 엔카의 여왕)의 노래 '야와라(柔)'의 주인공 같다고 생각했다.

이겨야지, 이기려 들면 질 것이다.
설령 진다한들 본전이다.
이 가슴에 살아있는 유도의 꿈이
일생의 한번을 기다리고 있다.

"선생님이 어릴 적부터 말괄량이였다는 것은 잘 알고 있었지만, 유도 초단까지 따셨다니 마치 스카타 산시로(일본 유도로 유명했던 인물) 같군요"라고 내가 놀리면 선생님은 웃으면서 부정했다.

그렇지 않아요. 난 목적이 전혀 달랐어요. 나는 싸우기도 잘하고, 화가 나면 대단한 기세로 밀어붙이지만 그것은 어디까지나 입술만의 싸움이에요. 유도로 상대의 팔뚝을 비틀어 엎어 버리려는 생각은 하지 않았어요.

유도관의 규칙은 무척 엄했었죠. 훈련 사범은 고단자로 한정하고, 남자와 자유 대련해서는 안 되고, 여자들끼리의 시합은 금지되어 있었어요. 남을 쓰러뜨리기 위한 격투를 배운다기보다는 '자신을 단련하여 어려움을 극복할 수 있는 마음과 신체를 만드는 것'이 수행의 목적이었어요.

훈련은 말도 못하게 고되었어요. 등을 돌린 채로 도장 끝에서 끝까지 대각선으로 똑바로 걷는 것만 배우는 데 딱 3년이 걸렸으니까 말이에요. 대각선에서 벗어나면 몸 좌우의 균형이 잡히지 않았다는 증거라고 혼이 났지요.

유도는 철저한 인내력을 키우는 훈련이에요. 이 유도를 배워 둔 것이, 훗날 생각지도 않게 튀어나오곤 했던 내 인생의 힘든 부분에서 큰 도움이 됐어요.

오토바이와 글라이더

나는 대체로 타는 종류라면 무엇이든지 좋아했어요. 사실은 승마를 해보고 싶었는데, 아무래도 키가 너무 작아 말 타는 걸 포기해야만 했었죠. 그것이 분해서 키가 작아도 할 수 있는 스포츠에 완전히 몰두해 버렸어요. 자동차와는 인연이 없었는데, 오토바이는 마음에 들었어요. 경시청의 백색 오토바이가 얼마나 멋지게 보이던지, 꿈을 다 꿀 정도였어요.

1951년 혼다의 오토바이, 드림호가 판매되기 시작했는데 도저히 참을 수가 없어서 바로 신청해 버렸어요. 일본에서 네 번째로 드림호를 사 버린 거예요. "다다다다" 경시청의 백색 오토바이와 똑같은 요란한 소리를 내면서 타고 시내를 돌아다녔는데, 그때 그 신나는 기분이란 말로 다 설명할 수 없어요.

다음은 모터보트. 요코하마의 요트 부두에 매어놓고 도쿄 해안을 세차게 달렸었죠. 무엇보다도 가장 열중했던 건 역시 글라이더였어요. 3급 면허까지 땄지요. 유도를 9년간 배운 것도 이 글라이더를 하기 위해서였다고 할 수 있죠. 글라이더는 고된 스포츠여서 내가 유도를 하지 않았다면 하기 힘들었을 거예요.

리네 강의 상공에서 심하게 흔들리는 기류와 만나서 혼난 적도 있어요. 내려가고 싶어도 내리질 못하겠고, 20분이나 상공을 헤매다가 나마치의 활주로에 간신히 내릴 수가 있었죠. 그때는 정말 죽음과 직면했던 아슬아슬한 순간이었어요.

전쟁 후의 일인데, 나는 브라질에 다녀오고 난 뒤부터 라틴 음악에 완전히 빠져 버렸어요. 마라카스(흔들어서 소리내는 타악기) 대신에 일본 차를 넣는 통 두 개를 두들겨 대면서 삼바 춤을 추곤 했어요.

나는 한번 시작하면 완전 몰입해 버리는 경향이 있어요. 집에 있을 때는 종일 라틴 음악을 틀어 놓고 지냈습니다. 내 머릿속에는 늘 멜로디와 삼바의 리듬이 돌아가고, 대낮부터 벌써 댄스 연습이 하고 싶어지는 거예요.

당시는 종합병원을 경영하고 있었던 때라 원장인 내가 대낮부터 병원에서 없어져서 댄스 연습을 한다는 것은 좀 곤란한 일이었죠. 하지만 레슨이 너무 받고 싶어서 견딜 수가 없는 거예요.

마침 가까이에 영국에서 훈련받은 댄스 선생이 있었어요. 밤까지 도저히 기다릴 수가 없어서 머리를 짜냈죠. 병원의 직원들을 끌어들이는 것이었어요.

연습용 스튜디오를 빌리고 나서 '정상 근무 이외의 시간인 아침 8시부터 9시까지 댄스 연습을 합니다. 희망자는 병원에서 비용을 대줄 테니까 신청하십시오'라는 벽보를 붙였더니 직원 전원이 '나도, 나도' 하면서 참가하는 거예요.

"노는 일이라면 일찍 일어나는 일도 괴롭지 않나 보군요" 하며 웃었죠. 그렇게 하면 원장인 나도 직원들과 함께 연습할 수 있으니까 허물될 게 없잖아요. 무척 열심히 연습해 빠르게 배워 갔어요. 특히 나에겐 탱고 같은 격렬한 동작의 댄스가 잘 맞았던 것 같아요. 유도로 허리가 유연했던 탓이죠.

매년 사교댄스 세계 챔피언이 뽑혀서 그 상금으로 세계 일주를 하곤 했는데, 그 일행이 일본에 왔었어요. 지금은 가고 없지만 당시 대학에서 경제학 교수를 하고 있던 내 동생과 나는 한 쌍이 되어 춤을 췄는데 꽤 높은 점수를 받았던 기억이 나요. 그것도 다 유도 덕분이지만 말이에요.

후지 산 등반에서 기록을 세우다

의국(醫局)의 연구생 시절이었어요. 어느 날 친구와 나는 머리를 맞대고 궁리를 했어요. "이왕 후지 산을 오르려면 뭔가 기록을 남겨야 하지 않겠니? 안 그러면 재미없지. 우리 한번 해볼래?" 하고 의논한 끝에 한 번도 쉬지 않고 후지 산을 등반하는 기록을 세워보자고 결정을 했습니다.

후지 산은 안개와 낙석으로 꽤 까다로운 산이에요. 이런 일은 갑자기 결정해서 될 일이 아니에요. 무리하게 결행해서 실패하면 그건 배짱이 좋다기보다는 우직스런 멧돼지에 지나지 않게 되니까 충분한 준비 트레이닝이 필요했어요.

우린 각자가 트레이닝을 하기로 했는데, 나는 유도관장에 다니는 일 이외에 집과 학교 사이를 걷는 일로 체력 단련을 하기로 했죠. 단지 등교할 때는 늦으면 안 되니까 평소 때처럼 전차를 타고 가고, 돌아올 때는 학교가 있는 혼고에서 메지로의 자택까지 빠른 걸음으로 걸어서 돌아왔어요. 이것을 4월에서 7월까지 4개월간 계속했죠.

드디어 후지 산으로 출정했는데, 이런 일은 반드시 성공한다고는 할 수 없죠. 우리는 등반 도중에 지치게 되었는데, 그럴 때는 깨끗이 포기하고 되돌아왔어요.

무리하게 강행했다가 조난당하면 사람들을 놀라게 하고 물의를 빚을 테니까 자제를 한 거죠. 우린 포기하고 돌아와 도쿄에서 재기를 도모했다가 다시 도전을 했어요.

네 번째의 도전. 쉼 없이 등반한 기록을 세우기 위해서 우리는 식사를 걷는 도중에 주먹밥으로 때우며 강행했습니다. "먹으면 짐이 가벼워지니까 먹어 치우자" 하고 말이죠.

아사마 절에서 양치질하고 등산을 시작해서 하산하기까지 9시간 45분의 기록을 내면서 친구와 나는 드디어 쉬지 않고 후지 산을 등반하는 데 성공했습니다.

마침내 의학박사가 되다

이런 이야기를 하고 있으면 마치 내가 놀기만 했던 것 같은데 공부도 열심히 했어요. 의학박사 학위는 무슨 일이 있어도 받고 싶었으니까 말이죠.

대학 연구실에 있을 때에는 세수를 하고 닦은 수건으로 머리를 묶은 채 매일 학교 미용실에 가서 재학생 여자아이에게 머리를 맡기곤

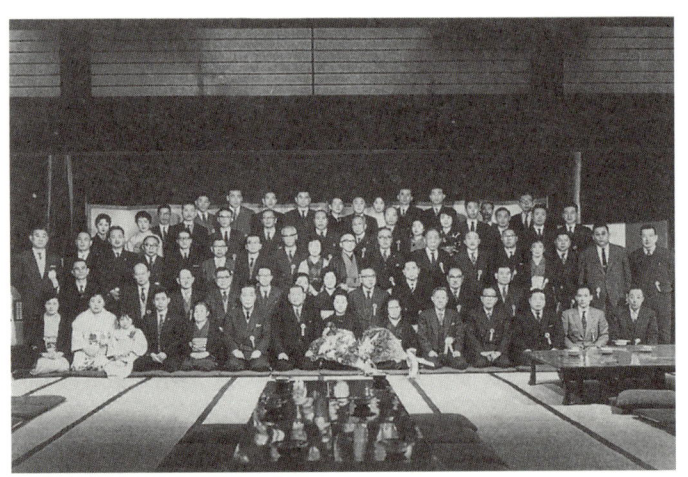

소화 의과대학으로부터 의학박사 학위를 받던 날의 축하연

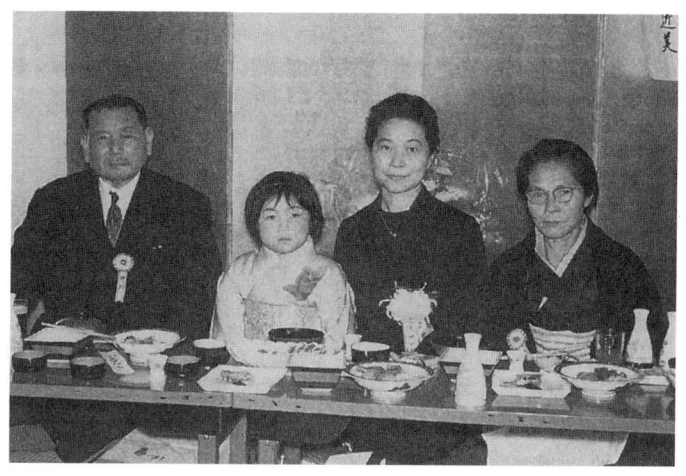
축하연에서의 미조구치 선생님(오른쪽에서 두 번째), 그 옆은 선생님의 어머니

했어요.

나는 대학 연구실 일과 개업의(開業醫)를 동시에 하느라고 학위를 따는 데 10년이 걸렸습니다. 당시는 학위 받는 일을 '치텔 아르바이트'라고 했어요.

그 아르바이트라는 게 지금과는 사뭇 달라서 자기 돈을 써 가며, 또 병원에서 봉사해 주는 것이 곧 아르바이트였어요. 학위를 받기 위해서는 그만큼의 세월과 봉사가 필요했습니다.

나는 술은 한 방울도 못 마셨어요. 그래도 긴자, 신바시의 카바레에는 꽤 많이 병원 선생들을 데리고 다녔어요. 그런 집들에서는 좌석료와 팁을 엄청 받았죠.

전쟁 중에 배우게 된 농사일

미조구치 선생님의 지기 싫어하는 성격과 노력형의 면모는, 전쟁의 와중에서 너나 할 것 없이 어려운 시기에 그 진가가 유감없이 발휘되었다.

유도나 글라이더, 사교댄스, 후지 산 등반, 요트와 같은 스포츠 등은 부잣집 여성이 시간을 메우기 위한 유흥이었다고 말할 수도 있으리라.

그러나 전시 중의 식량난 시대에 혼자 밭을 갈고, 비료 웅덩이에서 인분을 퍼 올려 거름통에 넣고 막대기를 양쪽에 걸어 어깨에 메는 형식의 지게로 날라 작물에 주는 일은 대단한 일이었다.

예전에 나는 도쿠가와 가문의 대부인에게 취재를 갔던 일이 있다. 전쟁 전에는 백작부인이었는데 일본이 패전하자 영화를 누리던 계급으로서의 책임을 느끼고 남편인 백작에게 이렇게 말했다고 한다.

"나는 시골에 들어가서 농사꾼이 되렵니다."

자신의 말대로 그녀는 아들과 며느리를 모두 데리고 이바라기 현의 산간에 들어가 농사를 지었다. 귀족의 신분을 버리고 완전한 농사꾼이 되어 사는 모습에 나는 깊은 감명을 받았었다.

미조구치 선생님을 만나고서 나는 오랜만에 그 '맨발의 백작부인'을 떠올렸다. 농사를 짓는다는 것은 보통 힘든 일이 아니다. 특히 농기계도 없고 노동력이 되어 줄 만한 가축 한 마리 없이, 더구나 남자 일꾼 하나 없이 여자 혼자 몸으로 농사를 해낸 것이다.

여기서 선생님의 굽힐 줄 모르는 강인함과 뼈대 있는 미조구치가의 확실한 가정교육이 빛을 내고 있었다.

전쟁이 일어나자 우리들 같은 본토박이 도쿄 사람은 피난처로 틀어박힐 시골이 없는 거예요. 그래서 우리 집 산장이 있는 나스로 갈까, 아니면 쓰시 별장으로 갈까 하고 조금 망설였죠.

남동생과 사촌오빠가 군함을 타고 있었기 때문에 나스에 가면 쉽게 만날 수 없을 것 같고, 쓰시라면 바다 근처이고 요코스가도 가까우니까 쓰시로 가자고 결정했어요. 바다 근처에 있던 그 시골집에서 6년을 살았어요.

농사꾼이 되려고 마음먹으면 나는 철저한 농사꾼이 되죠. 군마 현의 농업학교 교장 선생님과 연줄이 닿아서 그분에게 농사짓는 방법을 여러 가지 배웠어요. 비료 웅덩이에서 비료를 퍼 담아 어깨에 메고 밭에 나르는 일도 금방 익숙해졌어요.

아마도 연극과 유도 덕분이었던 것 같아요. 소녀 시절 연극에 미쳐서 구경을 많이 했는데, 그때 비료통 지게 메는 법을 잘 봐두었거든요. 무조건 연극에 나오는 배우들이 하던 대로 그대로 따라서 해봤지 뭐예요.

한 번도 안 해본 사람이 갑자기 흉내를 내려면 어렵겠지만, 나는 유도로 허리가 유연해 있었기 때문에 멜 수 있었던 것 같아요. 그렇게 나 혼자 열심히 농사를 지어 일가친척들에게 공급해 주었지요.

밭의 면적은 그리 넓지 않았지만 그 일대의 기후가 좋으니까 작물이 참 잘 자라 줬어요. 쌀, 보리 빼놓고 호박, 고구마, 감자, 야채 등을 날라다 주니 모두들 매우 좋아했어요.

외국 여행을 다니면서 세상을 배우다

미조구치 선생님은 노년에 접어들면서 외국 여행을 자주 다녔다. 보통 의사들은 여름휴가나 정초에 1주일 또는 2주일간의 하와이 여행 정도가 평균적이다.

그러나 선생님은 무엇이든지 스케일이 크고 화려한 것을 좋아하는지라, 그러한 휴가는 성에 차지 않았다. 그것은 미조구치가의 조모께서 피서(避暑), 피한(避寒)을 다니시는 것을 보고 자란 영향 탓이리라.

"우리 할머니는 보통 사람과는 스케일이 달랐어요. 대개 부자들은 여름엔 시원한 카루이자와나 다테시나를 가고, 겨울에는 아타미나 이즈한토의 온천지에 머무는 것이 보통이죠. 그런데 할머니는 여름에는 당시 일본 영토였던 가라후토(지금은 러시아 영토인 사할린), 겨울에는 인도네시아까지 가는 그런 분이셨어요."

미조구치 선생님도 과연 할머니의 핏줄인 만큼 스케일이 컸다. 매년 외국 여행을 간 것은 아니었지만, 일단 여행길에 나서게 되면 미조구치 치과병원은 전부 제자인 치과의사들에게 맡겨 버리고 용돈을 있는 대로 가지고 떠나 버린다.

1개월, 때로는 2개월 동안 영국, 독일에 체재하기도 하고 그 외의

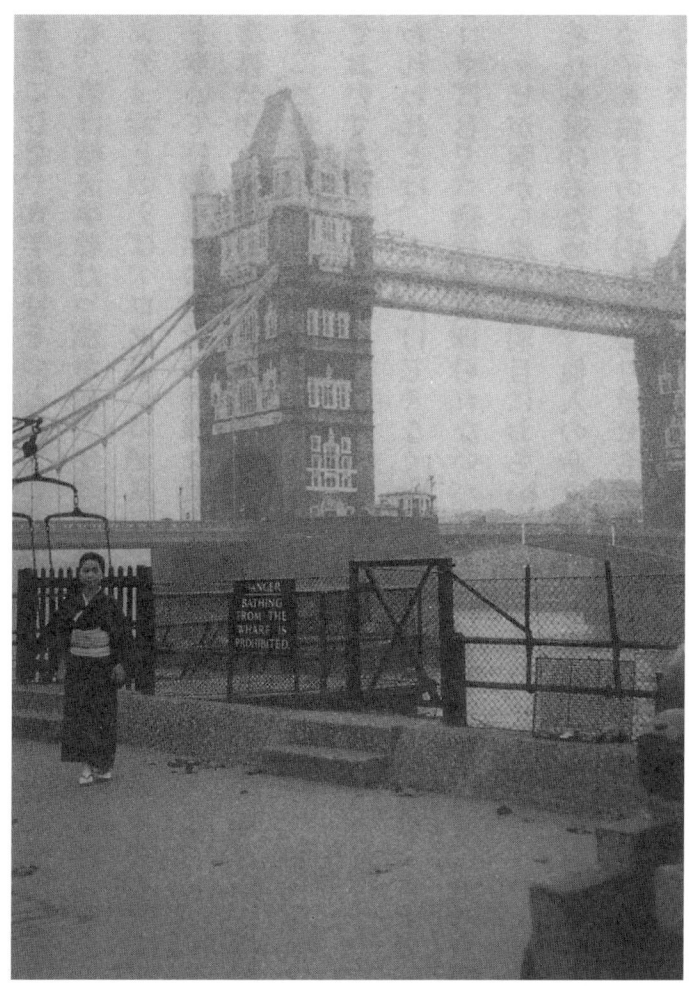
템즈 강 근처에서 기모노 차림이 눈길을 끈다.

여러 나라를 만유(漫遊)하며 다녔다. 가지고 갔던 돈을 다 쓰고 무일푼이 되어서야 일본에 돌아오는 호쾌한 스타일의 여행이었다.

그러나 선생님이 그저 무의미하게 돌아다닌 것은 아니다. 외국과 외국인을 관찰하는 눈은 정확한 것이었다. 자선과 봉사에 관한 정신이 선생님의 근본을 이루고 있었으나 옳고 그릇된 것에 대한 선생님의 태도는 무척 날카로웠다.

세계를 여행하는 횟수가 많아질수록 사물의 본질을 꿰뚫어 보는 눈은 점점 예리해져 갔다. 어찌 보면 일본인은 국제 사회의 가혹한 대립 관계를 제대로 인식하지 못하고, 인생관이나 세계관이 미숙하다고 할 수 있다.

"더욱 마음가짐을 가라앉혀서 매달리지 않으면 일본인은 불행하게 됩니다"라고 선생님은 몇 번이나 거듭 강조했다.

늑대가 우글거리는 세계

세계를 널리 다니면서 내가 보고 느낀 것은, 인간이 황금만을 좇다 보면 끝없이 타락한다는 것입니다. 젊은 나이에 세상과 이별한, 대학 교수였던 동생과 함께 런던에 자주 머물곤 했었어요. 동생은 경제학자였기 때문에 금융에 관한 것이 그의 연구 주제였어요.

'씨티'라고 하면 런던 한가운데 있는 세계 금융계의 중심인데, 그 거리를 걸어 다니고 있는 사람들의 눈동자에서 나오는 빛이 얼마나

오싹할 정도로 소름 끼치는지 몰라요. 어음 상인이라고 하는 부류인데 돈만 좇아다니는 인간들이 얼마나 천박스런 눈초리가 되는지, 나는 '씨티'를 봐두기를 잘했다고 생각했죠.

우리들하고는 인종이 다를 뿐 아니라 걷는 모양도 달라요. 그들은 남의 나라 돈을 이용해서 절대로 져서는 안 되는 도박을 계속하다가 만일 지면 목이 몸통에서 떨어지는 것 같은 곤란한 처지에 빠지게 되죠. 그러니까 필사적으로 그것을 피하기 위해서 남의 목숨이든지, 그 무엇이든지 움켜쥐려는 눈빛들이었어요.

스위스 은행이 있는 취리히에도 그런 인간들뿐이라는 이야기를 나중에 들었지만, 이제 남의 나라 일이 아닙니다. 세계에서 일본의 기업을 놓고 '재물인형'이라고들 말하는데, 다들 그런 눈초리의 인간들이 돼 버렸어요. 지금 세계로부터 일본 사람이 미움을 받고 있는 이유가 바로 그거예요.

일본은 경계해야 한다

나는 미국이 맘에 들지 않아요. 그래서 미국 여행은 안 가요. 일본인 에이즈 환자들 중 많은 수가 미국에서 에이즈균을 받아온 거예요. 혈우병 치료약으로 미국에서 매입한 혈액이 소독되어 있지 않은 탓으로 에이즈균이 일본 환자들의 몸속에 고스란히 들어와 버린 거죠.

캘리포니아에서 일본으로 들어오는 레몬이나 그레이프프루트의

양은 상상할 수 없을 만큼 막대한 양이에요. 이번에도 오렌지 종류가 완전 자유화되어 수입량이 눈덩이처럼 불어나고 있어요.

그런데 그 짐을 실은 배가 적도를 통과할 때 일제히 작은 벌레가 발생해요. 그것을 막기 위해 강력한 소독약이 과일 한 개 한 개에 면밀하게 뿌려지게 되죠. 그런 것을 사 먹는 일본 사람은 암 덩어리를 먹고 있는 것과 마찬가지예요.

농산물 자유화의 시대는 더욱더 발암(發癌)을 부채질하고 있어요. 그런데 미국에서는 오히려 일본인을 놓고 흡혈귀라고 합니다. 그런데 그것이 그저 하는 말이 아니라, 사실 일본은 미국의 가난한 사람들의 혈액을 엄청난 돈을 들여 사들이고 있어요.

미국으로부터의 방대한 혈액 수입이 그 단적인 증거예요. 지금 일본의 병원은 엄청난 혈액 약을 만들어 남용하고 있어요. 일본의 약품 회사는 국내에서는 매혈(買血)이 안 되니까, 편의상 외국에 회사를 만들어 놓고, 그곳을 통해 피를 엄청나게 사들이고 있어요.

6,000cc를 한번에 사들이고 지불하는 값은 단지 8불, 1,200엔이라고 하는 잔혹한 값입니다. 그래도 만족이 안 돼서 더욱 싼값으로 구하기 위해 카리브 해 쪽으로 손을 뻗치고 있어요.

일본은 고령화 사회니까 갈수록 혈액 약의 수요는 늘겠지요. 일본의 약품회사는 더 한층 외국인의 피를 사기 위해 굶주린 눈초리로 전 세계를 뒤지고 다닐 것입니다.

내가 염려한다기보다는 확신하는 것은, 그런 일본을 협박하러 세계가 곧 몰려들 거라는 것입니다. "일본인은 이렇게까지 우리들의 피를 착취했다. 그러니 그 대가로 이것저것을 내놔라" 하며 요구해 올 것이 눈에 훤히 보여요.

소련은 더욱 조심하지 않으면 안 되는 상대입니다. 전에도 말했지만 체르노빌 원자력 발전소 사고 이후 백러시아 공화국(소련 해체 후 독립하여 지금은 '벨로루시'라 함)의 사분의 일에 이르는 광대한 국토가, 일본의 기준으로 볼 것 같으면 거주 불가능한 방사능 오염 지역이 되어 버렸어요. 그곳에 사는 인구는 220만 명. 그런데 현재 소련 전체가 물건도, 돈도 고갈된 상태라 그곳 사람들의 10%에도 못 미치는 20만 명만이 이주 계획을 갖고 있다는 거예요.

"국가의 처분만 바라지 말고 스스로 거기를 떠나면 되잖아"라고 말하는 것은 자유의 나라, 일본 사람들의 생각일 뿐이지요. 그 나라에서는 국민이 자기가 살 장소를 마음대로 선택할 수 없어요.

그러니까 저대로 두면 200만 명이라는 사람들이 천천히 조금씩 방사능에 쏘여서 한쪽 구석에서부터 백혈병 환자가 되어 가겠죠. 특히 어린아이들의 발병은 급속한 것이니까 말이에요.

백러시아라고 하는 하나의 공화국에서만도 그 많은 희생자가 나온다면 앞으로 소련 전체, 또는 그 주위 여러 나라에서 생길 백혈병 환자는 얼마나 많은 수에 이르게 될지 몰라요. 골수이식을 하고 싶어도 이미 한쪽이 백혈병 환자가 되어 무너지고 있고, 골수 제공자도 제대로 없다면 반드시 일본으로 구걸하러 올 것입니다.

최근 히로시마의 원폭 피해 전문가로 구성된 의료진이 백러시아의 병원을 방문했어요. 히로시마의 연구기관은 방사능과 백혈병에 관련

된 풍부한 경험과 방법을 갖고 있습니다. 백러시아의 그 병원은 전에 의사들이 80명이나 있었던 모양인데, 방사능이 무서워 잇달아 그만두고 나가 버려서 지금은 30명으로 줄었다는군요.

이번에 일본의 의료진에게까지 손을 뻗쳐 온 것도 소련이 벌써부터 일본의 의료 기술과 금전적 원조를 얻어내려는 속셈의 시작이라고 나는 생각해요. 그들은 프로폴리스도 틀림없이 빼앗으러 올 거예요. 아니 더 무서운 것은, 일본 사람들이 그들을 위한 골수 제공자가 될 것이라는 거예요.

미조구치 선생님은 세계를 돌아다녀 보면서 유럽이 싫지는 않았던 것 같다. 그러나 석조의 문명보다 중남미의 라틴 민족인 여러 국가에 더 매력을 느끼게 되었다.

그 중에서도 브라질이 가장 마음에 들어서 자주 그곳의 여행을 즐겼다. 선생님은 그 나라와 국민에 대해 개인적인 호감을 가졌을 뿐만 아니라, 일본 전체를 위해서 두 나라 사이에 우호의 가교를 놓으리라고 생각한 것 같다.

브라질의 보이스카우트에 거금의 기부를 시작한 것도 일본의 장래를 위한 것이었다고 한다. 선생님의 이런 선견과 노력이라는 과정 속에 영약 '프로폴리스'와 선생님과의 극적인 만남은 점점 다가오고 있었다.

브라질에 가면서 생긴 에피소드

연말연시로 이어지는 휴가를 브라질로 간 것은 아직 나리타 국제공항이 생기기 전의 일이었어요. 외국으로 가는 비행기가 모두 하네다 공항에서 뜨던 때였습니다.

찧어서 만든 떡을 브라질 보이스카우트 관계자들에게 먹이고 싶어서 어깨에 산처럼 메고 갔어요. 그런데 항공사의 직원이 "이렇게 큰 짐은 실을 수가 없어요"라고 딱 거절하는 거예요.

끙끙대며 메고 왔는데 놓고 가야 하다니 분해서 견딜 수가 있어야지요. 그때 마침 내 앞에 덩치가 태산만한 스모 선수가 비행기를 타려고 기다리고 있었어요. 나는 번뜩 생각이 떠올라서 거침없이 이렇게 말했지요.

"이봐요, 아가씨! 저 씨름꾼 말이에요. 100kg 이상은 족히 될 것 같은데, 나는 40kg도 안 나가는 사람이에요. 떡하고 다 합쳐도 저 사람보다는 훨씬 가벼울 텐데, 이런 나를 태우지 못하다니 말이 될 법이나 한 소리예요?"

모든 것에는 기합이 들어가야 되는 법이에요. 그래서 멋지게 통과했지요. 그 떡은 무사히 비행기로 날아가 브라질에서 큰 인기를 끌었어요.

외화(外貨)를 반출하는 일로 더 큰 모험을 한 적도 있어요. 치과병원의 제자나 주위에는 말 안 하고 지나간 일인데, 이젠 옛날 일이 됐으니까 말해도 괜찮을 거예요.

지금은 일본인이 외국 여행을 나갈 때 얼마를 갖고 나가든 자유잖아요. 정부 측에서는 국민이 많이 가지고 나가서 많이 써 주고 돌아오면 무역 마찰이 조금이라도 적어지니까 오히려 다액 지참을 장려할 정도니 말이죠.

그 당시는 전혀 그렇지 않았어요. 들고 나갈 수 있는 액수가 정해져 있었어요. 하지만 나는 외국에서 돈을 있는 대로 쓰고 싶고, 기부도 하고 싶으니까 그런 법은 무시해 버렸어요.

기모노의 오비(허리띠) 안에 5만 불의 현금을 넣은 채 태연한 얼굴로 세관과 출국장을 통과했죠. 허리띠는 원래 약간 부풀어 있는 데다 그 위에 하오리(겉옷)를 입으니까 전혀 눈치 채지 못해요. 이렇게 왜소해서 볼품없는 여자가 거금을 지녔으리라고는 직원들이 생각지도 못했던 모양이에요.

세계에서 가장 좋은 프로폴리스를 브라질에서 발견하다

무엇이 나로 하여금 브라질에 끌리게 했는지 이야기하게 되면 길어질 것 같아요. 간단히 말하자면 현재 일본이 잃어버린 인간미, 원시의 매력, 꿈이 아직 많이 남아 있다는 것, 뭐 그런 것들이라고 할 수 있습니다.

다듬어지지 않은 야성(野性)의 풍부함도 참 마음에 들었어요. 야성, 야만이라는 것이 사라지면 대체적으로 인간이나 동물은 점점 잘못된 방향으로 가게 되어 있어요.

브라질의 프로폴리스가 암과 그 외의 난치병에 효력이 있는 이유도 브라질의 벌이 오염되지 않아서 그래요. 그곳의 벌들은 원시의 야성, 공격성을 그대로 유지하고 있습니다.

브라질 국토의 넓이는 일본의 28배라고 하는데 듣기만 해도 아찔하지 않아요? 이 좁아터진 일본에서는 상상도 하기 힘든 넓이죠. 전 세계의 산소 삼분의 일을 브라질의 삼림이 뿜어내고 있다는 것만으로도 대자연의 위대함을 실감할 수 있어요.

아마존 강 유역만 해도 유럽 전체가 고스란히 들어갈 수 있을 정도니까 말이죠. 그곳에 헤아릴 수 없이 많은 섬들이 산재해 있는데, 하구(河口)의 섬 규모가 모두 달라요.

최대 크기의 마라조 섬은 일본의 시코쿠와 거의 같은 크기라고 하

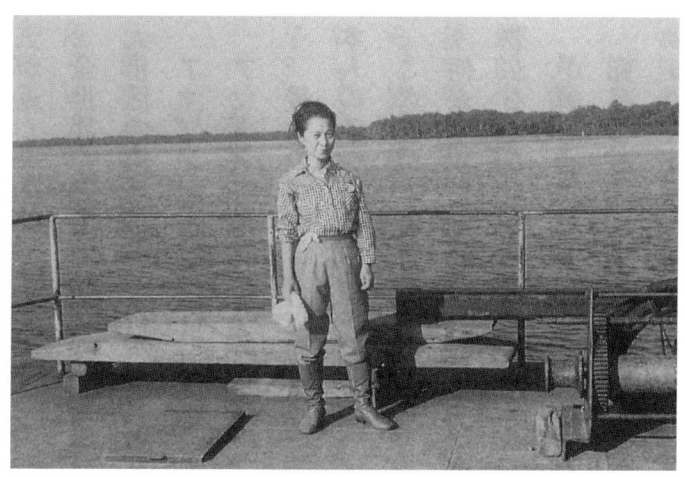

브라질 대자연 속에서 행복한 모습

니까 일본 사람으로는 상상 밖이죠. 이 섬은 야생동물의 낙원인데, 메기가 5m가 넘는 것도 있어요.

아무튼 이것저것 꿈이 넘쳐나는 곳, 실로 좋은 곳입니다. 현대의 일본인들이 꿈을 잃어버린 것에 비하면 그곳은 그야말로 꿈의 천국이죠.

중남미 전체로 보면 면적이 일본의 55배나 되고, 자원이 얼마나 풍부한지 몰라요. 최근 베네수엘라에서 발견된 유전(油田)만 해도 사우디아라비아에 버금간다고 하지요. 그 나라는 세계 최대의 철광석 매장량을 보유하고 있어요.

일본과는 오래 전부터 우호적 역사를 갖고 있어서 일본계 사람들이 100만 명을 넘고 있어요. 그곳은 인종 차별이 없다는 점에서도 구미 문명사회와는 달라요.

정열적이고 자유분방한 민족성이어서 부모 없는 아이가 여기저기 태어나는데, 키워 줄 사람이 없으면 고아원 등의 시설에 보내서 양육시키죠. 성인이 된 후에 시설에서 자랐다고 해서 일본에서처럼 차별 대우를 받지는 않아요.

앞으로의 일에 미리 대비하라

일본은 장래에 일어날지도 모르는 제3차 대전 같은 유사시(有事時)의 위험한 입장을 잘 염두에 두어야만 합니다.

나는 여섯 살 때부터 관동 대지진, 세계 대불황의 피해를 받고, 젊은 시절에는 계속 전쟁 속을 뚫고 살아온 세대입니다. 그래서 그런지 '하루아침에 일어날지도 모르는 일을 위해 미리 준비해 둬야지' 하는 관념이 머리에서 늘 떠나지를 않아요.

그처럼 큰 가능성을 품고 있는 대국(大國)을 절대적인 친구로 만들어 놓지 않으면 안 돼요. 브라질은 기본적으로 법과 규칙보다는 의리와 인정이 선행되는 나라입니다. 그리고 일본의 28배 크기라는, 즉 세계 어디에도 갈 곳이 없어진 일본인 전부를 다 수용해도 별 표가 나지 않을 만큼 광할한 국토를 가진 나라입니다.

유사시라는 것은 꼭 무기나 병기를 사용하는 전쟁 상태만을 뜻하는 게 아니에요. 앞으로 전염병의 유사시가 올 것을 나는 너무도 절박하게 피부로 느껴요.

체르노빌의 원자력 발전소 사고는 히로시마형(型) 원폭의 500발분에 해당한다고 하죠. 소련에서 기류를 타고 그 오염된 공기가 일본으로 흘러 들어올 수도 있어요. 또 원자력 발전소에서 사용을 끝낸 핵연료 폐기물을 버리는 장소는 어떻게 합니까? 정말 문제예요.

12장

암은 죽여도 생명은 지키지 못하는 현대의학

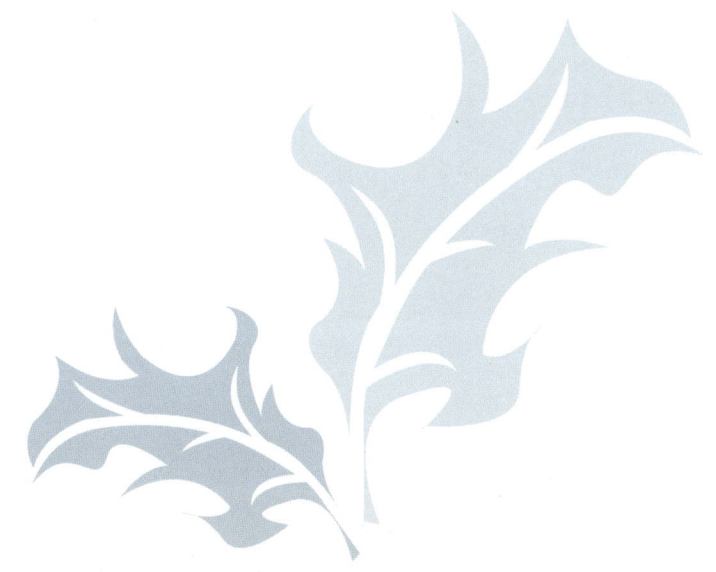

12장 암은 죽여도 생명은 지키지 못하는 현대의학

"나의 실패를 참고하세요"

운명을 달리하게 된 병원 치료

기록자인 나는 서글프기 그지없으나 이 장에서 미조구치 선생님의 최후의 모습들을 쓰지 않을 수 없다.

선생님은 1990년 말에서 1991년 정초에 걸친 진료 휴무일을 자택이 아닌 다카다노바바의 한 병원에서 지내게 되었다. 선생님이 입원하게 된 것은 지병인 유방암이 악화되어서가 결코 아니었다.

암과의 투병 생활을 벌써 7년째 하고 있던 선생님의 몸 상태는 매우 좋았다. 프로폴리스로 계속 건강을 유지하면서 날이 갈수록 호조를 보이던 참이었다. 최근에는 자신의 병을 거의 의식하지 못할 정도였다.

그러나 호사다마(好事多魔)라고나 할까. 악마의 유혹이 찾아 들었고, 선생님은 거기에 걸려들었다. 선생님이 입원할 때는 병을 위한 검사나 처방 같은 것은 추호도 생각지 않았었고, 그저 모처럼의 휴가를 병원 침대에서 느긋하게 보내리라는 가벼운 심경이었다.

입원한 병원은 낮은 지대에 있는 원래 빈민굴이었던 곳에 개축된 병원이었고, 선대(先代) 원장과는 절친한 사이였다. 지금의 원장은 젊은 세대의 의사이다.

자신의 청춘을 보낸 동네에 대해 선생님은 애착과 향수, 그리고 애정을 느끼고 있었다. 그런 이유가 덫이 되어 선생님이 운명을 달리한 것에 대해, 선생님을 존경하는 한 사람으로서 나는 무척 고통스럽고 그 상심이란 이루 말할 수가 없다.

입원 도중 받았던 병원의 '치료' 탓으로 급속도로 쇠약해져 버린 선생님은 정초에 퇴원은 고사하고 최후까지 이 병원에 있게 되었다.

내가 찾아뵈었을 때 순수 도쿄 토박이의 위상은 어디론가 사라지고, 큰 덩치의 나무가 폭풍에 의해 뽑힌 것처럼 선생님은 납작한 모습으로 침상에서 숨을 헐떡이고 있었다. 말하는 것조차 힘들어 보여 나는 가슴이 미어지듯 아파 왔다.

선생님은 흐트러짐 없이 때로는 미소까지 지어 가며 당신의 마지막 말을 덤덤하게 이어 갔다.

그토록 거부하던 항암제가 투여되다

나는 처음부터 병원에서 진찰 받을 생각 같은 건 전혀 없었어요. 나도 의사니까 내 몸에 대해서는 잘 알고 있거든요. 내 몸 여기저기에 암이 전이된 상태라는 것도 알고 있었지요. 그래도 건강했으니까 그걸로 족했어요.

그런데 나는 평생 독신으로 혼자 생활하고 있잖아요. 연말연시는 도와줄 파출부도 없고, 동네 가게는 문을 다 닫아 버리잖아요. 이럴 때 혼자 사는 노인은 생활이 불편해져요. 그래서 병원에 입원해서 들어가면 의식주는 다 해결해 주니까 편하겠다 싶었지요.

거기다 나는 담배를 하루 80개비나 피우는 골초지 뭐예요. 술은 원래 못 마시는 체질이니까, 스트레스 해소를 위해 담배를 피웠지요. 입원하면 싫어도 담배를 끊어야 하니까 금연할 수도 있고 좋겠다 싶었던 거예요.

낯선 병원이면 싫었겠지만 잘 아는 동네 병원이라 그 품에 안겨 이번 정초에는 푹 자야지 했어요. 그것이 내 큰 오산이었습니다.

"식욕이 너무 없어 보이니 영양 주사라도 맞으시죠?"

호의적인 이 권고에 응한 것이 돌이킬 수 없는 실수였어요. 그 영양제에 항암제가 섞여져 내 몸에 투여되어 버린 거예요. 내 몸에 당장 이변이 일어났어요. 후지 산을 쉼 없이 등반할 때에도 느껴 보지 못했던 극심한 피로감이 엄습하고, 허리의 힘이 빠져서 일어날 수가 없었어요. 나는 금방 직감했어요.

'나쁜 놈, 항암제를 썼구나.'

원장을 불러서 족쳤더니 역시 그랬어요. 그런데도 그는 그것이 당연하다고 생각하고 있더군요. 내게 뻔뻔스럽게 이런 말을 했습니다.

"미조구치 선생님은 여기저기에 암이 전이되어 계십니다. 처음의 유방뿐 아니라 폐, 뼈 등 이래 가지고서 살아 있는 것이 이상할 정도입니다. 프로폴리스라고 하나, 그 뭔지도 모르는 약 같은 데 의지한다는 것은 잘못된 것입니다. 조금이라도 더 암을 두들겨 패서 없애 버리는 방법밖에 없습니다. 선생님은 소중한 환자니까 항암제를 투여한 것입니다."

의사는 암은 죽여도 인간의 생명까지는 돌보지 못한다

이와 같이 선생님이 그토록 거부하고 있던 항암제를 영양제 안에 혼합시켜 체내에 넣어 버렸던 것이다.

선생님은 서민층인 다카다노바바의 사람들이 흔히 갖기 쉬운 그놈의 인정이라는 것을 너무 믿고 말았던 것이다. 아무리 선생님이 잘 아는 병원 원장의 아들이라 해도 그의 세대는 이미 정(情)으로 통하는 세대가 아니다.

자신이 암이라는 사실을 병원 측에서 알고 있다면 그 병원에 절대 입원해서는 안 될 일이었다. 지금의 의사들은 암이라고 하면 콜레라균이나 티푸스균 취급을 한다.

그들은 암을 악마 그 자체라고 생각한다. 콜레라균, 티푸스균, 페스트균과 같아서 몸속에 존재하는 한 섬멸하지 않으면 안 되는 것으로 여기며 결코 그냥 두지 않는다. 암을 가지고 있는 육체, 그 인간에 관한 관심은 그 다음이다.

내과의사는 암이 있는 한 항암제를 마구 투여하지 않고는 영 성이 차지 않는다. 외과의사는 암 덩어리를 수술 칼로 도려내지 않고서는 물러설 수 없다. 방사선의사는 뢴트겐 촬영을 하고, 투시를 하고, 방사선으로 태워 버리기 전까지는 결코 그냥 있을 수 없다.

선생님은 의사의 이런 습성을 누구보다 잘 알고 있지 않았던가. 스릴을 즐기는 천진한 기질에다 몸의 상태가 계속 좋았던 탓에 그만 방심해 버린 것이다.

이젠 도쿄 서민층의 인정 같은 것은 없어진 지 오래다. 그것이 아직도 남아 있을 것이라 믿었던 선생님의 순정은 애절한 환상일 뿐이었다.

그러나 선생님은 이미 엎질러진 물에 대해 지극히 담담했다.

"이젠 수명이 다 찼으니까 돌아가야지요."

얄미울 정도로 깔끔한 포기에 나는 오히려 서글퍼졌다.

나의 죽음을 헛되게 하지 마라

게이오 병원에서 받은 화학요법의 맹렬한 부작용에 시달렸을 때, 프로폴리스로 살아남을 수 있었어요. 그렇지만 이번에는 무리다 싶어서 각오했어요.

지금까지 내 인생은 꽤 무리를 해 온 편이죠. 오랜 뢴트겐 촬영의 후유증이 내겐 컸던 것 같아요. 치과의사는 환자 한 명에, 많을 경우는 뢴트겐을 10장에서 14장까지 찍거든요. 하루에 50장 정도는 보통으로 찍어요.

환자의 입 속에 필름을 넣고 손가락을 누른 채로 촬영하니까 뢴트겐에 직접적으로 쏘이게 되는 거죠. 그래서 손가락이 암에 걸려 절단하기도 하는데, 전신에 암이 퍼져 죽는 것보다 낫겠다 싶어 아예 손목까지 절단해 버리는 동료 치과의사까지 있었어요.

나는 환자에게 뢴트겐 촬영을 될 수 있는 한 적게 해 왔는데, 그래도 40년 동안이나 치과의사를 했으니 굉장한 양의 방사(放射)에 피폭된 셈이죠. 이쯤 되면 뭐 마지막이 왔다고 생각해요. 자연의 묘약, 프로폴리스를 이 세상에 남기고 갈 수 있다는 것으로 만족해요.

그런데 아무리 묘약이라 해도 나처럼 몇 번씩 항암제를 투여해서는 소용이 없어요. 이런 점에서 투병하시는 분들은 내 실패를 꼭 참고로 해야 돼요.

1991년 7월 5일 선생님은 병세가 위독해져 수많은 것들을 이 세상에 남기고 천상의 세계로 떠나셨다.

"내 실패를 잊지 말고 본보기로 삼아 주세요. 의사와 병원이 시키는 대로 하면 하나밖에 없는 생명이 흩어져 날아가 버린다는 것을 기억해 줘요."

선생님이 자신의 생명과 바꾸면서까지 우리에게 전해 주려고 했던 마지막 교훈이었다.

이 장은 선생님이 겉으로는 태연한 얼굴로, 그러나 내심으로는 피를 토하는 것 같은 심정으로 남겨 주신 가르침을 다시 우리의 마음속에 새김으로써 선생님의 죽음을 헛되게 하지 않고자 한다.

생각해 보면 의사와 병원에 의해 오히려 죽음을 초래했다는 '치사의료(致死醫療)'의 예는 얼마든지 찾아볼 수 있다.

페니실린 쇼크, 스몬병, 수혈성 간염, 심장 이식, 천식 경동맥 적출, 사리드마이드(혈관신생저해 치료제), 암 근치 수술 등에서의 화(禍)는 의학계에서는 다반사라고 한다.

갓난아기(건강한 신생아)의 뇌의 혈관의 동작을 조사하고 싶어서 조영제(造影劑)를 주입하여 뇌의 뢴트겐 촬영을 한 결과, 유아가 사망했다는 사건도 있었다.

유업(乳業) 관련 기업으로부터 실험을 위탁받아 신생아에게 여러 가지 성분의 우유를 먹여 생체 실험을 하는데, 실험 대상이 된 유아가 심한 설사를 하는 경우는 드물지 않다고 한다.

전에는 새로 개발된 약을 투여해 실험하는 대상으로서 생활 보호 대상자, 연고가 없는 노인, 형여(刑餘) 환자 등이 쓰였으나 지금은 누구나 어디서든지 실험 대상이 될 가능성은 언제나 존재한다.

돈을 좇아다니는 의사의 노골적인 실태

 그뿐이 아니라 더욱 무서운 실태를 절친한 A의사로부터 나는 직접 들을 수 있었다.
 B의대 출신의 동창회에서 튀어나온 개업의들의 솔직한 얘기인데, 내가 무서움마저 느꼈던 것은 그들이 이 얘기를 아무렇지도 않게 마치 농담을 하듯이 한다는 것이다.
 B의대가 있는 곳은 시모야와 혼고의 경계이다. 입학하는 학생들은 근방이 자기 집이거나 대대로 병원을 경영하고 있는 서민층의 자제가 많다. 그들이 어엿한 의사가 되어 개업할 때는 도쿄 시내를 선호한다고 한다.
 이하는 A의사가 동창회에서 있었던 일을 내게 들려준 것이다.

 젊을 때 함께 개업한 동창들도 몇 년 지나면 병원 크기나 재산 등이 많이 차이가 나게 되지.
 개인의 능력이나 노력에 의해 차이가 나는 것은 당연한 것이고 있을 수 있겠지만 병원이 잘 되고 안 되는 것, 또 같은 의사들 사이에서 빈부가 생기는 것은 잘 따지고 보면 의사로서의 실력 문제가 아니라는 거야.
 '어디서 개업을 했냐?' 이것이 빈부를 나누는 최대의 요점이라는 것에 우리의 의견이 모두 모아졌거든.
 결론부터 말하자면 스기나미구(杉並區), 나카노구(中野區) 같은 부유층 주택가에서 개업한 의사들은 꽤 괜찮겠다 싶어도 실상은 아니라는 거야.

다치구(足立區), 기타구(北區), 고토구(江東區), 가쓰쇼구(葛飾區) 등의 서민층, 그리고 더 빈민층 동네에서 개업한 녀석들을 부자 동네에서 개업한 의사들이 바보 취급을 하는데, 그게 아니야. 오히려 그 녀석들이 일제히 돈을 긁어모은다는 거야.

무슨 말인지 알겠어? 부자 동네는 인텔리들이 많이 살잖아. 의학에 대해 꽤 상식이 있는 편이지. "이게 무슨 약이냐?"고 귀찮을 정도로 질문하거든. 그래서 의사들이 함부로 투약을 하기가 수월치 않아.

얄밉게도 부자들은 입은 살아서 말은 잘하는데, 돈을 잘 안 쓰려 들거든. 보험 적용이 안 되는 치료는 잘 안 받으려고 한단 말이야. 부유층 동네의 인간들은 거의 인색하고 구두쇠들이야.

그런데 서민층, 빈민층 동네의 사람들은 오히려 그 반대지 뭐야. 의사라는 신분만으로도 "선생님, 선생님" 하며 받들어 모시거든.

"이것은 무슨 약입니까?" 이런 건방진 질문 따윈 안 해. 의사가 주는 약이라면 뭐든지 눈물나게 고마워하면서 다 먹지. 그리고 의사가 시키는 대로 하니까 얼마나 편해.

그들은 그날 벌어 그날 사니까 돈을 무리하게 쌓아 두려는 기질이 없어. 꽤 비싼 치료도 태연하게 받거든. 병이 낫지 않아도 불평하지도 않아. 지식이 그다지 많지 않으니까 의사가 약간 실수해도 따지고 들지 않거든. 모르는데 어떻게 따지겠어?

이렇게 해서 서민층, 빈민층 동네에 개업한 의사들이 부유층 동네의 의사들과는 비교가 안 될 정도로 재산을 불린다 이 말씀이야.

"아아, 내 인생 망쳤다. 나도 처음부터 저지대(일본에서는 강 아래쪽 같은, 지대가 낮은 지역에 사는 사람일수록 서민층임)에서 개업했더라면 지금쯤 큰 부자가 되어 있을 텐데……."

부유층 동네에서 병원을 하고 있는 A의 동창들은 탄성인지, 탄식인지 분간이 안 되는 소리로 한참 동안 이런 푸념을 늘어놨다는 것이다. 마치 억울해 죽겠다는 듯이 말이다.

이것은 미조구치 선생님이 날카롭게 지적한 부분이기도 하다. 현대 의료인들이 얼마나 퇴폐해 있는지 극단적으로 보여 주고 있다. 간단히 말하자면 의료에 대해 아는 부류의 환자들은 다루기가 힘들고 돈을 털어내기도 어렵지만, 모르는 층은 의사가 자유자재로 할 수 있고 의사가 어떻게 하든 모르니까 돈을 긁어내기가 수월하다는 것이다.

입원 환자들이 살아남기 위해서는 뒷돈이 필요하다

현지 기자 생활 중에 있었던 일로 지금도 잊을 수 없는 것이 있다. 끝까지 항암제를 거부하다가 마침내 회생에 성공한 사람에 대한 것이다.

자동차 중개회사를 운영하는 기타가타 다로 사장이 바로 그 주인공이다. 그가 직장암에 걸린 나이가 65세로, 암 발생률이 높은 나이였다. 그는 세상 경험이 많다 보니 '수술은 해야겠지만 항암제로 죽을 것이다' 라는 것을 알고 있었다.

'수술을 해야 하니까 입원은 해야겠지. 그래도 항암제만은 무슨 일이 있어도 거부하리라.'

그는 마음을 단단히 먹었다. 이런 경우, 어느 병원에 입원하느냐가 중요한 일이다. 자기한테 자동차를 여러 대 구입한, 잘 아는 병원 원장에게 부탁해서 이바라키 현에 있는 병원에 입원해서 수술을 받았다.

그는 타고난 장사꾼인지라 병원에 돈을 벌어 주고 있는 효자가 항암제라는 사실을 알고 있었다.

'내가 항암제를 거절하면 병원이 손해를 보는 건 확실하다. 이 병원과 원장에게 손해를 끼쳐서는 안 된다. 돈벌이를 시켜 줘야 할 텐데……'

그는 경영자의 입장에서 이러한 것을 고려해서 원장에게 한 가지 제안을 했다.

"원장님, 난 이제 암에 걸렸으니 큰 욕심은 안 부릴 겁니다. 그저 7~8년만 더 사는 것으로 충분하니 살려 주십쇼. 그만한 시간이면 내 아들놈도 30이 넘어 장가들면 가업을 이을 수 있게 되겠지요. 그러면 나는 안심하고 눈을 감을 수 있을 테니까 그걸로 족합니다."

이렇게 부탁하고 그는 원장 앞에 400만 엔을 탁 내놨다. 그가 원장에게 준 돈은 입원비가 아니고 어떻게 사용하든 자유인 이른바 '뒷돈' 이었다.

원장은 그 대신에 항암제를 일체 쓰지 않았을 뿐만 아니라 하루 5만 엔이나 하는 최고 특실에 그를 입원시켜서 3개월 동안 면역요법제와 영양제 주사만을 놔 주고, 그 외 1엔도 따로 청구하지 않았다.

그는 정말 천부적인 상인이었다.

"나는 3개월 동안 입원해 있는 중에 병원 근처의 사람들에게 차를 팔아 3천만 엔 정도의 돈을 챙겼으니 원장에게 뒤로 찔러 준 돈 같은 건 가볍게 회수했지요" 하며 그는 즐겁게 웃어댔다.

그 후 퇴원을 하여 집에서 요양을 하였는데, 깨끗이 회복되어 사회로 복귀하였다. 그가 실행한 방법은 정식으로 병원 경리에게 돈을 지불한 것이 아니라, 마치 대학 부정 입학처럼 원장과의 뒷거래 흥정이었다. 그 덕분에 그는 겨우 항암제를 피할 수 있었고, 사회로 다시 복귀할 수 있었던 것이다.

이런 특별한 뒷거래 흥정이 있지 않으면 보통의 환자들은 큰 병실의 환자든, 개인실의 환자든 상관없이 일률적으로 항암제를 대량으로 투여받게 되고, 방사선에 쬐일 수밖에 없게 된다.

내가 지금 애석하게 생각하는 것은, 만일 미조구치 선생님이 기타가타 사장만큼의 세상 지식이 있었더라면 결코 그리 쉽게 세상을 떠나지 않았을 거라는 것이다.

암 환자의 가족에게 권하고 싶은 영화 '대부'

마피아를 그린 영화 '대부'를 보면 가족애를 느끼게 하는 잊을 수 없는 장면이 있다.

두목의 아버지가 저격을 받아 입원하고 있는 병원에 상대 마피아가 다시 습격을 도모한다. 이것을 본능적으로 직감한 아들은 아버지의 생명을 지키기 위해 병원 입구에 서서 한발도 움직이지를 않는다. 결국 아들이 사랑하는 아버지의 생명을 지켜내는 모습은 가슴을 뭉클하게 만든다.

사랑하는 사람을 지키기 위해서는 도리에 맞고 안 맞고를 논할 수 없다. 때로는 세상의 관습도, 규칙도 무시하고 달려들지 않으면 누구도 대신할 수 없는 그 생명을 지켜낼 수가 없는 것이다.

대개 사람들은 암으로 입원하는 경우, 권총이나 기관총으로 습격당하는 일 따위는 없을지 모르나 그 대신 항암제라고 하는 '독약'이 끊임없이 환자를 습격해 온다.

이 독약은 후생성, 즉 일본 정부가 정식으로 인정한 것은 물론 대학병원과 교수도 인정해서 의료 기관이 수입의 원천으로 삼고 있는 신성한 '독약'이므로 환자는 그것을 거부할 수 없다.

환자의 가족들은 부작용을 잘 알고 있다한들 사용 반대를 표현할 수 없다. 그래서 환자는 가족들의 눈앞에서 매일 하루가 다르게 쇠약해지고, 촛불처럼 녹아내리며 타 들어가다가 결국 최후의 숨을 거두게 되는 것이다.

미조구치 선생님이 평생 독신으로 산 이유는, 많은 사람들에게 봉사하고 헌신하는 데 결혼이 제약이 될 것이라고 생각했기 때문이다. 자신이 내린 결정을 후회하지 않았던 선생님이기에 나이가 들어도, 병에 걸려도 선생님은 고독한 신세를 불평하지 않았던 것일까?

인간은 역시 혼자라는 이유만으로 약자(弱者)의 처지에 놓이게 된다. 이 약점을 노린 악마에 의해 선생님은 목숨을 빼앗기게 된 것이다.

영화의 감동을 뛰어넘는 가족애

뜨거운 가족애에 의해 암을 치료한 이야기, 투병 실례는 참으로 감동적이어서 영화와 비교가 안 된다. 수년 전 마루야마 백신의 취재 과정에서 나는 마치 드라마 같은 일을 만나게 되었다.

뇌종양으로 의식 불명에 빠진 가미야마 시게히코라고 하는 28세의 청년이 병원에 실려 왔다. 그의 부모는 평소 항암제의 부작용에 대해 자주 들어 왔기 때문에 항암제 치료를 원치 않았다. 그래서 온 가족이 똘똘 뭉쳐 여섯 명이 번갈아 교대를 서 가며 막내아들의 병실을 지킴으로써 항암제를 막아냈다.

일본의 큰 병원은 24시간 간호제로서 환자의 보호자가 붙는 것이 금지되어 있는데 그것을 어떻게 대처해냈는지, 그 차돌 같은 가족의 꿋꿋함이 아들의 생명을 지킨 것이다. 미조구치 선생님 같은 비극을 거의 비슷하게 당할 뻔했었으나 용케 피해 살아 나온 산 증인이었다.

멀쩡하게 회복한 가미야마 시게히코 씨는 스키장에서 새카맣게 그을린 얼굴로 나와 만났다. 그는 키가 무척 컸다. 지금은 큰 회사의 광고대리점에서 영업주임을 맡고 있다고 한다.

그에게서 힘이 넘쳐 나는 것을 느끼며 나는 이상한 기분이 들었다.

'정말 이 건장한 사람이 수년 전에 뇌종양을 앓고 죽음의 늪을 헤매었단 말인가?'

그는 하얀 이를 드러낸 채 깔깔 웃으며 말했다.

"어릴 적부터의 내 악동 친구 녀석들이 지금도 날 구박한답니다. '너같이 지독한 놈은 없다'고 하면서요. '우리들에게서 조의금을 미리 빼앗아 간 놈'이라고 말입니다. 1975년에 발병해서 6개월간 회사를 쉬고, 1년간은 요양을 했었지요. 내가 하던 일은 영업 현장의 최전선이고, 더구나 광고대리점 일은 격무에 시달리는 일이어서 회사에 다시 복귀했을 때는 좀더 편한 본사 직원으로 배속을 선처해 주었습니다. 그런데 난 스스로 희망해서 옛날 부서로 돌아왔지요. 지금은 골프도 치고, 술도 많이 하곤 합니다. 광고대리점 영업사원이 그런 좌석을 피해서야 되겠습니까. 하하하"

그의 가식 없는 웃음이 참 맑아 보였다. 그리고 그가 얘기를 시작해서 마칠 때까지 그 웃음은 가시질 않았다.

뇌종양으로 병원에 실려 온 청년

가미야마 시게히코 씨의 발병과 입원 치료 과정은 대강 이러했다.

1975년 3월의 일이었다. 시게히코 씨와 그의 아내 데루코는 부모님 집 근처인 히사가 하라의 맨션에서 살고 있었다. 이 젊은 부부에게는 생후 6개월의 아기가 있었다.

3월의 어느 금요일, 아내인 데루코 씨가 친정에 다니러 갔다가 남편에게 몇 번이나 전화를 했는데 받지를 않았다. 곧바로 회사에 연락했으나 어제는 회사를 무단결근했다는 대답이었다. 아내는 남편의 신변에 무슨 일이 일어났음을 직감했다.

시부모는 며느리의 급보를 받고 집에서 500m 거리에 떨어져 있는 아들의 아파트로 뛰어갔다. 아파트에 도착하여 보니 아들은 실신하여 의식을 잃은 채 깊이 잠들어 있었다. 아버지가 아들을 급히 흔들어서 깨워 일으켰더니 시게히코 씨는 아무렇지 않은 듯 툭툭 털고 일어났다고 한다.

그러나 부모는 아들의 낌새가 이상한 것을 알아차렸다. 분명 뇌에 이상이 일어난 것이다. 일어난 아들이 회사에 결근 처리를 부탁하는데, 옆에서 듣고 있자니 그는 전화를 하면서도 기억이 자꾸 희미해져 가는지 자기가 한 말을 몇 번이나 되풀이하고 있었다.

그 후 그는 회사를 쉬는 날이 늘어 갔다. 자주 엄습하는 두통에 시달렸고, 어떤 때는 하루 종일 잠만 자는 날도 있었다. 기력은 점점 떨어져 가고, 그의 말수는 급격히 줄어갔다.

6월 중순에 그는 요코하마의 누님 집에 놀러 갔다. 거기서 또 그는 잠 속에 빠졌다가 바지에 그만 실례를 하고 말았다. 당황한 누나의 전화를 받은 양친은 큰일이 난 것을 깨닫고, 급히 아들을 J병원에 입원시켰다.

항암제로부터 아들을 지켜낸 가족

마침 가미야마 댁과 친한 의사가 N의대의 뇌신경외과에 있었다.

"꼭 N의대 부속병원 뇌신경외과로 옮기세요. 우리 병원 뇌신경외과는 우수한 의료 기관이니까요."

아버지는 그 의사의 권유를 받아들였다. 보통 대학병원끼리 환자를 옮기는 것은 쉽지 않은 일인데, 여기에서 아버지의 비범한 행동력이 발휘되었다.

아버지는 전쟁 전에 자노매(일본의 유명한 재봉틀 회사)의 총무부에서 근무했는데 자노매가 다른 회사를 매수(買受)하고 통합하기 위해 주식을 사들이는 일에 공로를 세워서 상무이사까지 승진하였다. 그 후 고향에 '가미야마 미싱공업'이라는 지역산업을 설립할 정도로 입지적인 인물이다.

시게히코 씨의 큰형은 아버지에 대해 이렇게 말한다.

"아버지의 성격은 면밀함과 용의주도, 이 두 가지로 표현할 수 있습니다. 그때 동생이 회생한 것도 아버지의 물 한 방울 안 새 나갈 정도의 꼼꼼한 대처가 있었기 때문입니다."

가미야마 일가의 최고의 보물은 귀금속도, 고미술품도 아니다. 그것은 '시게히코 병상 일지'가 기록된 한 권의 노트이다. 이 노트에는 그의 아버지가 슬픔에 빠진 중에도 냉정함과 열성이라는 양면성을 보이면서 자신의 가장 사랑하는 막내아들을 죽음의 늪에서 구하게 된 내용이 면밀히 기록되어 있다.

아버지는 밤중에 J대학 주임 교수의 집을 찾아가 상당한 돈을 써 가며 병원을 옮겨 줄 것을 부탁했을 뿐 아니라, 진료 기록 카드와 사진을 받아냈다. 열성과 돈의 힘이었다. 주식을 사들여 결국 일류 기업의 중역에까지 오른 그가 또다시 저력을 발휘한 것이다.

나는 이 증언을 통해 '의대 교수라는 사람도 이럴 때는 얼마든지 돈을 받는 거구나' 라는 걸 알고 새삼스럽게 놀랐다.

시게히코 씨의 병명은 '뇌간이변(腦幹異變)'으로 뇌종양과 완전히 흡사한 병이다. J의대에서도, N의대에서도 그의 죽음은 시간문제라는 동일한 판단을 내렸다. 그는 기억이나 의사(意.思)가 전혀 없이 완전한 식물인간이 되어 가고 있었다.

'가미야마 미싱공업' 고문 의사인 카이 선생이 정색을 하며 환자의 부친에게 충고했다.

"가미야마 씨, 마루야마 백신 하나로만 가야 해요. 항암제를 쓰면 아드님은 죽습니다."

그의 아버지는 N의대 뇌신경외과 의사들과 맹렬한 입씨름을 벌였다. 당연히 뇌외과에서는 좋은 얼굴을 하지 않았다. 항암제와 방사선, 이 두 가지는 정규 치료였다. 그러나 아버지의 끈기는 그들을 설득시켰다. '병용요법이라면 인정하겠다' 는 선까지 왔다. 결국 화학요법, 방사선요법, 거기에 마루야마 백신을 병용하겠다는 대답이었다.

아버지는 아무리 여기까지 의국(醫局)이 꺾였다 해도 이대로라면 아들의 생명은 위험하다고 판단했다. 마루야마 백신을 써 준다 하더라도 항암제라는 '독물' 과 방사선이라고 하는 '살인 광선' 은 아들 위에 쏟아 부어질 것이다.

그래서 가족 전체를 동원한 인해전술이 시작되었다. 그때의 일을 시게히코 씨의 어머니는 이렇게 말해 주었다.

우리 부부는 3남 3녀의 자녀를 두었습니다. 키울 때는 고생했지만 모두 성인이 되어 이렇게 막내의 일로 결속해 주었어요. 한시도 떨어지지 않고 침대 옆에 붙어 교대로 그 애를 보살폈지요.

막내며느리가 일주일에 두 번, 남편과 제가 하루씩, 큰딸과 작은딸, 셋째 딸은 결혼을 했지만 돌아가며 하루씩 와서 교대했습니다. 정규 당번 이외에도 시간이 있는 날에는 병실에 모여들었기 때문에 늘 두 명씩은 있었던 셈이지요.

셋째 딸은 세다야에 살고 있어서 가깝지만, 장녀와 차녀는 요코하마에 사니까 먼데도 불구하고 자가용을 타고 달려와 주었습니다. 장남은 고후 시(市)에서 가끔씩, 차남은 소니 회사의 미국 부사장인데 이 아들도 미국에서 도쿄까지 달려와 주었습니다.

그래도 그 중에서 제일 큰일을 한 사람은 시게히코의 처이지요. 아직 생후 6개월밖에 안 된 젖먹이를 둘러업고 간호를 했으니까요.

가족 총동원 작전의 이유는, 중요한 작업을 자기네들끼리 살며시 하기 위함이었다. 뇌신경외과의 의사가 처방해 준 항암제를 환자에게 복용시키지 않고 살며시 감추어서 병원 밖으로 가지고 나와서 버릴 것을, 이 작전의 총수인 아버지가 명령한 것이었다.

그 덕분에 입원 후 내내 의식 없이 깊이 잠들어 있던 환자는 단 한 방울의, 그리고 단 한 개의 항암제도 쓰지 않았다. 모두 가족들에 의해 빼돌려져 버려졌다.

마루야마 백신의 투여는 매우 늦어져 9월이 되어서야 이루어졌다. 항암제 거절 작전이 효력이 나타났는지, 그때까지 거의 혼수상태에 빠져 있던 환자에게 의식이 돌아왔다. 죽음의 늪에서 귀환했던 순간의 느낌을 그는 이렇게 말했다.

"침대 머리맡에 사람이 서 있었는데 아주 뿌옇게 보였어요. '어? 미국에 있는 형을 닮았다' 싶었는데, 진짜 형이었어요. 처음 눈을 떴을 때는 물건이나 사람이 모두 이중으로 겹쳐 보였는데, 날이 갈수록 하루하루 초점이 맞춰지기 시작하더군요."

마침내 12월에 퇴원을 한 그는 한동안은 집에서 요양하면서 산책

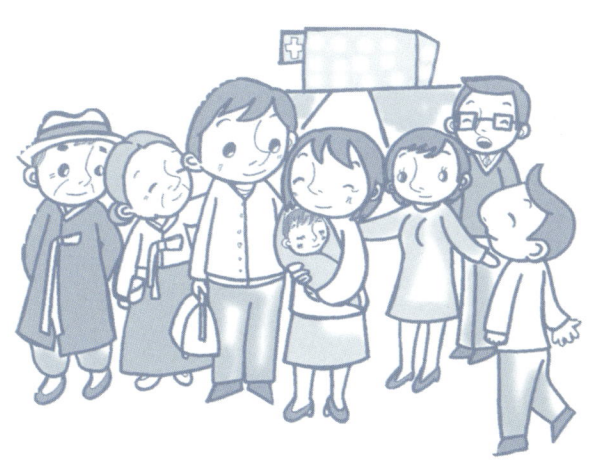

도 하고, 운동으로는 줄넘기를 했다. 가끔 빠찡꼬에 갔는데, 의사가 손가락 운동에 좋다고 해서였다.

다음해 5월에 직장에 복귀했으나 아내와 부모, 형제들은 매우 불안해했다. 그러나 복귀하고 6개월 후에 "이걸 회사에서 받았지요" 하며 반년간의 성적을 표창하는 상장과 금일봉을 가족들에게 내밀었을 때, 부모님은 "그래! 네가 나았구나. 진짜 나았구나. 잘했다. 참 잘했다"고 하며 계속 눈물을 흘리었다.

마루야마 백신의 개발자인 마루야마 지리 박사도 가미야마 일가의 뜨거운 가족애에 대해 감탄하며 말했다.

"저 댁의 아버지는 참으로 훌륭하신 분입니다! 저만큼 헌신하는 아버지도 드물 겁니다. 온 가족이 일치단결한 모습은 N병원에서도 소문이 자자하더군요. '저렇게 간호하는데 낫지 않으면 오히려 이상하다'고 간호사들이 속삭이더군요."

그러고 나서 6년 후인 1982년, 오래 기다려 왔던 둘째 아이가 탄생하였다. 아이의 출생은 두 부부에게 있어서 앞으로도 충분히 잘 해낼 수 있으리라는 자신감을 얻게 하였다. 시게히코 씨는 쑥스러워하지도 않으면서 부인에 대한 감사의 말을 했다.

"아내에게 정말 감사해요. 20대 중반의 젊은 나이에 하마터면 아이 딸린 미망인이 될지도 모르는 상황에서 나를 지켜 줬거든요. 아내 앞에서는 일생 머리가 안 들릴 겁니다."

그러나 이러한 행운의 생환을 한 사람은 드물다. 거의 대부분의 환자가 항암제를 맞고 방사선에 쬐여 암 자체는 작아진다 할지라도 그

육체는 파멸되어 버린다.

 이 책을 읽는 독자들은 부디 이 가족의 기적과 미조구치 선생님의 비극을 잘 대조, 참고하여 절대 후회하지 않게 되기를 당부한다. 이것이 고(故) 미조구치 선생님의 죽음을 헛되게 하지 않는 길이라 생각한다.

13장

미조구치 박사의 마지막 뜻

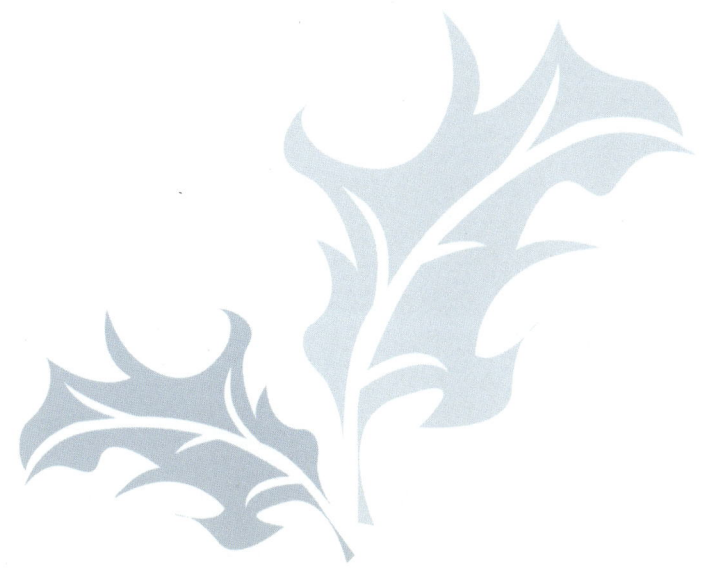

13장 미조구치 박사의 마지막 뜻

"남은 한 가지만 부탁합시다"

'프로폴리스 동우회 특별 기금' 설정

1991년 초여름, 미조구치 선생님은 자신에게 마지막이 가깝다는 것을 예견하고 있었다. 내가 찾아갈 때마다 얼굴에 부처님 같은 미소를 띠며 맞아 주었다. 마치 옛날 고승이 달관하여 세속에 아무런 미련이나 번뇌도 없이 평온히 죽음을 맞이하는 모습처럼 느껴졌다.

원래부터 사리사욕이라는 것이 없는 선생님이었다. 죽음을 각오한 선생님은 세상과 사람을 위해 마지막으로 자신의 전력을 쥐어짜고 계셨다. 내게는 그 모습이 존귀하게까지 보였다.

이하의 기록은 선생님 최후의 날들을 선생님의 침대 옆에서 받아

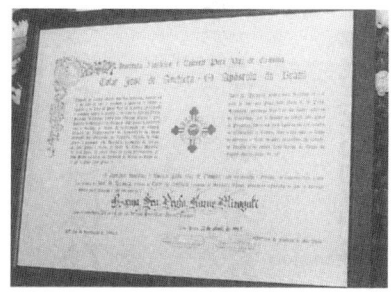
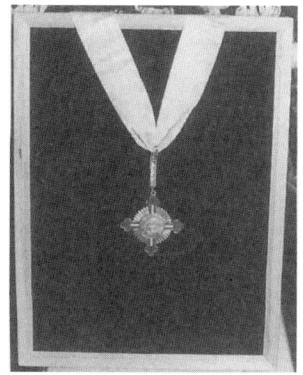

브라질 문화청으로부터 받은
'안쉐타 상' 상장(左)과 훈장(右)

적은 것이다. 그리고 이 대화가, 내가 지상에서 선생님과 나눈 마지막 대화였다.

내가 상파울루에 있는 토지를 사서 보이스카우트 기념관으로 세워주고 싶은 이유가 있어요. 비록 작은 일이겠지만 브라질과 일본 양국의 친선 기지(基地)로 만들고 싶어서예요. 또 일본에 '프로폴리스 동우회'를 만들어 내 적은 재산을 '프로폴리스 동우회 특별 기금'으로 내놓은 것도 모두 일본의 장래가 걱정되기 때문입니다.

그래서 일본을 위해 조금이라도 도움이 됐으면 좋겠다 싶어요. 이것이 지금까지 내 멋대로 인생을 살아온 내가 이 세상과 인연을 끝내면서 하고 싶은 마지막 일이고 염원이기도 합니다.

상파울루 기념관 건립에는 소화 천황의 따님이신 아쓰코 여사의 남편 이케다 다카마사 님도 기부해 주셨어요. '일본과 브라질의 우호, 프로폴리스 동우회' 이것이 내가 이 세상에 남기는 마지막 봉사예요.

사람 보는 눈이 필요하다

　지금 일본에 외국인 노동자의 수가 후생성과 노동성의 공식적인 발표에 의하면 10만 명이라고 하는데, 실제로는 더 많을 겁니다.
　단순 노동에 종사하는 외국인들은 3K 산업에 종사하고 있는 사람들이 대부분이에요. 그들은 묵묵히 그 일을 해주고 있어요. 나는 의사니까 그들에 대한 여러 가지 비참한 이야기를 많이 들었어요.
　외국인 근로자에 대한 노동 재해 치료가 불충분해요. 영세 기업에서는 프레스 기계, 롤러, 자동차 컷 등의 작업에서 손발 절단 사고가 상당히 일어난다는 거예요. 이 근로자들은 취업 비자 없이 들어와 있는 경우가 대부분이어서 불법 취업이 발각되면 바로 본국으로 송환됩니다.
　외국 노동자들은 그것이 무서워서 사고가 나도 병원에 안 가고, 대충 치료하고 만다는 겁니다. 고용주도 역시 불법 고용이 발각되는 게 두려우니까 본체만체 그냥 지나가는 것입니다.
　이러니 병이 심해지면 불구자가 돼 버리기 쉽죠. 그건 너무 가엾은 일이에요. 무엇인가 대책이 있어야만 해요. 그렇다고 무조건 감상적이 될 수도 없는 일이지만 말이에요.
　외국인 노동력 문제는 지금의 일본이 안고 있는 큰 문제예요. 외국인의 정주(定住), 교육, 주택, 실업 대책을 마련하려면 큰 예산이 드는 것도 문제죠.
　외국인도 여러 부류잖아요. 이란, 방글라데시, 파키스탄, 중국은 더 많아요. 당연히 나쁜 패거리들도 많겠지요. 인간인 이상 어쩔 수 없어요. 그러니까 '사람을 보는 안목'이 있어야 해요.

앞으로 더 많이 밀려올 텐데, 외국인 노동자 개개인의 됨됨이를 볼 줄 아는 예리한 눈이 필요한 시대라고 나는 지적하고 싶어요. 그게 없으면 일본은 공략당합니다.

외국인에게 무조건 감상적이 되어서는 안 돼요. 세계는 우리가 생각하는 것보다 훨씬 잔인합니다. 힘과 힘의 대결이죠. 약자는 강자에게 먹히는 운명이 되는, 그 냉혹한 현실에서 눈을 돌려서는 안 돼요.

ODA라고 하는 정부 개발 지원 기관이 있잖아요. 곤궁한 처지의 외국을 돕는 곳인데, 표면상에 지나지 않는다는 것을 알 만한 사람은 다 알아요.

하여간 일본은 엄청난 돈을 외국에 뿌리고 있어요. 이런 식으로 돈을 헛뿌리는 복지는 일본에 있어서 아무런 도움이 못 돼요. 지금까지는 외무성 직원이 정년퇴직을 하면 갈 데가 없어서 실업자가 되는 것이 보통이었잖아요.

그런데 요즘은 아니에요. 후진국, 빈곤국을 돕는 ODA라고 하는 미명하에, 또 외국으로부터의 많은 압력에 의해 재단이나 사무국을 여러 개 만드는 거죠. 그래서 그곳의 총재나 이사장 직위에 퇴직한 외무성 관료를 들어앉히는 거예요. 그들은 또 노후를 아주 영구적으로 안락하게 지낼 목적으로 그런 자리를 수락합니다.

ODA의 돈이 실제로 생활이 어려운 사람들에게 돌아간다면 더할 나위 없이 좋겠지만 현 실태는 그렇지가 못하고, 더구나 수상한 냄새를 많이 풍겨요. 정치 산업, 정치 브로커, 독재자들의 사복(私腹)을 챙겨 주는 꼴이라는 것을 일본의 정부나 관청의 내부 사람이라면 누구든지 훤히 알고 있다는 거예요.

일본계 브라질인은 진정한 일본인

브라질의 경제가 파탄되면서 수만 명의 일본계 브라질인들이 돈을 벌기 위해 먼 일본까지 오게 된 것은 가엾은 일이긴 해요. 그래도 이렇게 생각할 수도 있잖아요. 서로가 접근할 수 있는 기회이고, 상호 친선을 위해 이것보다 더 좋은 기회는 없다고 생각하면 돼요.

일본계 브라질인을 단지 하나의 외국인 노동자로 취급해서 거칠게 대하면 안 돼요. 그들은 브라질에서 온 친선 사절들이에요. 보통 외국인과 같이 취급해서 소홀히 한다는 것은 당치 않아요.

그들은 일본어에 서툴더라도 틀림없는 일본인이에요. 지금의 일본인이 잃어버린 대화정신(大和精神 : 일본 민족의 고유 정신)을 순수하게 이어받은 사람들이죠. 일본계 브라질인이야말로 최특혜 국민 대우를 해줘야 해요.

그들은 일부러 찾아와 줘서 일본의 부족한 일손을 도와주고, 일본의 경제력을 지탱해 주고 있어요. 이런 기회에 일본의 좋은 이미지를 그들에게 심어 줘야 할 것이에요.

일전에 다마가와천 공원 부지에서 양국간 축구 대회를 했는데, 그럴 때가 중요해요. 금전을 기부하는 것으로 표면적인 감사를 받을지는 모르지만, 마음이 통하게 되는 건 아니니까 말이에요.

그들에게서 노동력을 취하려고만 하지 말고, 좋은 교제의 기회로 삼아야 해요. 브라질에 관한 정보가 일본에 거의 전해지지 않고 있어요. 지금 와 있는 일본계 브라질인을 친절히 돌본다면 장래 우리나라는 얼마나 많은 은혜를 입게 될지 몰라요.

머지않아 지구 전체가 재해에 휩쓸릴 것이 확실해요. 브라질이 내일의 은인이 될 것을 명심해 두지 않으면 안 된다고 생각합니다.

외국인을 소홀히 대하면 안 된다

옛날에 일본이 외국과 전쟁을 했을 때 외국인 포로를 함부로 대하지 않았어요. 대정(大正)시대 중반인 제1차 세계 대전 때에 중국 대륙의 칭다오(靑島)에서 데리고 온 독일 포로가 상당수 있었던 모양이에요. 그들에게 일본이 친절하게 대해주니까 전쟁이 끝나도 귀환을 안 하고 일본에 그대로 눌러앉은 사람도 있었어요.

당시 독일은 우수한 카메라 생산국이었습니다. 그 우수한 광학 기술자가 일본에 정주해 주어서 그 사람에게 배운 기술이 계기가 되어 지금 일본이 세계 제일의 카메라 생산국이 될 수 있었던 거예요. 현재는 일본이 독일보다 카메라 기술이 더 앞서고 있잖아요.

일본은 지금보다 옛날에 더 외국과 잘 사귀었던 것 같아요. 외국과의 교제가 서툴러지기 시작한 것은 제2차 세계 대전 때부터 그랬어요. 미국 포로를 중노동시킨 것은 그렇다 치고 고문하고, 아사(餓死)시키고, 심지어 의학부에서는 생체 해부에까지 사용했습니다. 생체 해부 사건은 엔도 슈사쿠의 《바다와 독약》에 상세히 그려져 있어요. 그 사실은 세계가 잊지 못할 것입니다.

나는 지금 일본계 브라질인이 이만큼 와 준 것에 대해 하늘의 은혜라고 생각해요. 그들의 말이 서툰 것을 일본 사람들은 멸시하는 경향이 있는데, 그들이 일본이 좋아서 여기 와 있는 건 아니에요.

그들에게 일본은 본국의 경제가 회복될 때까지 잠시의 피난처에 지나지 않아요. 그러니까 일본을 좋아하게 만드는 일이 어려울지 모르지만, 적어도 싫어하게 만들어선 안 돼요.

세계가 일본을 싫어하는 이유가 있어요. 바로 섬나라 특유의 좁아터진 근성 때문입니다. 독일이나 영국을 다녀 보면 일본 상사 직원들이나 은행 직원들이 퉁명스럽고 거만한 표정으로 길을 걷고 있는 걸 자주 보게 돼요. 생활방식도 자기네들끼리만 어울리고, 그 땅에 융합하려 들지 않으니까 더 배척당하는 거예요.

봉사정신의 모태, 보이스카우트 활동

보이스카우트 활동은 사회봉사 정신을 양성하는 것이 기본이에요. 이제부터 일본인은 북, 남미 사회의 봉사정신만이라도 배워야 해요.

브라질의 보이스카우트 활동에 일본 사람이 관심을 갖는 일은 봉사정신을 일깨우는 최고의 기회가 될 것입니다.

선의와 애정을 키우고, 교육과 훈련을 받고, 계획과 조직화된 방침에 의해 활동하는 것이 브라질의 보이스카우트죠. 봉사정신이야말로 앞으로 일본인이 가장 몸에 익혀야 할 예의범절이고, 생활형태라고 할 수 있습니다.

'프로폴리스 동우회 특별 기금'으로 그것도 가르칠 예정이에요. 자기중심의 일본인에게는 믿기지 않겠지만, 브라질에서는 친구나 이웃이 아무 대가 없이 불우한 사람을 도와주죠. 봉사와 헌신이라는 것이 바로 그런 게 아니겠어요.

예를 들면 사람이 아무도 살고 있지 않은 산속에 이사를 했다고 해요. 그래도 브라질에서는 아무런 불편이 없어요. 친구들이 전파상, 수도 공사하는 집, 목수, 간호사, 변호사, 광고 집, 교사, 빵집, 자동차 판매상, 화가, 아나운서, 지방 의원, 트럭 운전수 등등 여러 방면에 종사하고 있으면서 모두 도와주는 거죠.

물건으로, 아니면 마음을 써 가며 필요한 것을 제공해 주고 배려를 아끼지 않아요. 자기한테 부족하고, 자기가 못하는 일이 있더라도 부모 형제, 친구들이 일제히 도와주니까 얼마든지 새 생활을 시작할 수 있게 되는 겁니다. 바로 이 봉사정신 덕분에 말이죠.

연로한 사람이 병들어도 봉사자가 있어서 식품을 준비해 주고, 돌봐 드리고, 말 상대가 되어 주고, 운전해 주고, 기거할 집을 찾아 주고, 법률적 원조, 교육, 재산 관리, 요리, 오락 등등의 것을 제공해 주

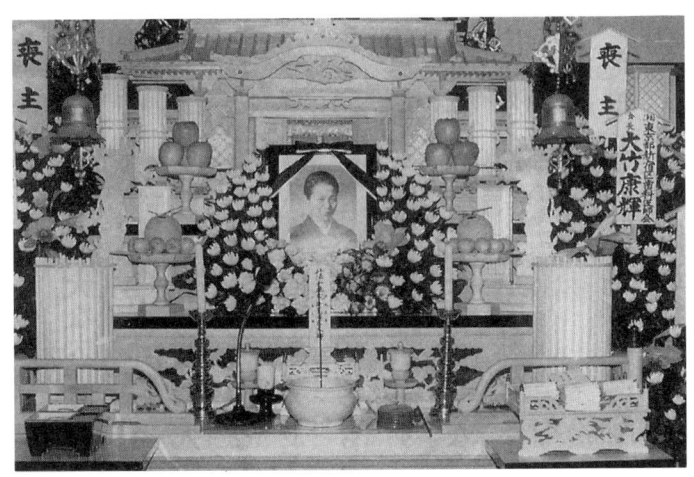

1991년 7월 장례식에서 빙긋이 웃고 있는 영정

니까 일본의 고독한 노인과는 비교할 수 없을 정도로 활기가 차 있습니다.

내가 몇 번이나 되풀이해 얘기하지만, 브라질은 방대한 노동력과 생산성이 있고, 잠재 수요도 있어요. 일본은 이 광대한 나라를 소중히 아껴 주어야 해요. 마침 프로폴리스라고 하는 좋은 연결 고리가 있으니까 참 잘됐어요.

만약 세계 어딘가에서 암을 치유하는 묘약을 개발한 사람이 나온다면 전 세계적으로 추앙을 받고 난리가 나겠죠? 아마 나라 하나 정도 받아 왕이 되는 건 문제가 아닐 거예요.

강조하지만, 프로폴리스는 암을 제압하는 묘약(妙藥)은 아닙니다. 그러나 생체에 원기를 주고, 암 덩어리를 가지고 있으면서도 급속히 번식시키지 않고 얼마든지 계속 살 수 있게 해줍니다. 결과는 수명 연장으로 이어진다는 거죠.

  나는 무절제한 생활을 하면서도 7년이나 더 살면서 일할 수 있었는데, 속아서 항암제를 도중에 맞지만 않았더라면 아마 당분간은 더 연명할 수 있었겠죠. 그렇지만 아깝게 생각은 안 해요. 일본을 짊어지고 나갈 세대에게 도움이 되어 줄 프로폴리스를 이 세상에 남기고 갈 수 있다는 것만으로도 나는 충분히 만족해요.

  불행히도 백혈병에 걸린 자녀를 두신 부모님들은 어렵게 생각하지 마시고 '프로폴리스 동우회'에 상담해 주시기를 부탁하고 싶어요. 힘이 되어 줄 수 있으리라 믿어요.

미조구치 가즈에 박사의 좌우명

의술은 인술(仁術)이다.

학문은 진리 탐구가 목적이다.

사상이 견고하고 건강하다면

먼저 자신의 인격 수양을 중히 여겨야 한다.

의술은 인간 사회에 있어서 때로는

생살여탈(生殺與奪)을 좌우하는 때가 있다.

사람의 품격은 예의를 중히 여기고,

언어에는 사심이 없고,

정중함 중에 온유를 유지하는 것에 있다.

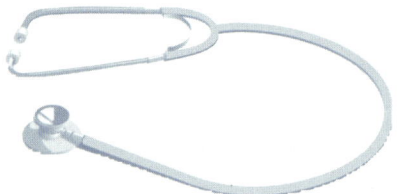

후기를 쓰며

당연히 이 책의 후기를 쓰셔야 할 미조구치 선생님은 이미 작고하고 안 계신다. 선생님의 마지막 순간들을 함께한 인연으로 부족한 내가 작고하신 선생님을 대신하여 이 글을 쓰려고 하니 만감이 교차된다.

1991년 초여름 나는 매일같이 병원을 찾아가 선생님께서 들려주는 말들을 기록해 나갔다.

당시 격렬하기 그지없었던 도쿄 도지사 선거전이 끝났으나 거리의 벽보에는 아직도 입후보자의 포스터들이 덕지덕지 붙어 있었다. 그런데 그 가운데 도지사 선거에서 압승한 스즈키 준이치 씨의 포스터 문구가 내 시선을 붙잡았다.

"생애청춘(生涯靑春 : 한평생 청춘으로 남는다)"
"생애현역(生涯現役 : 한평생 현역으로 남는다)"

'생애청춘'이란 말이 미조구치 선생님에게 잘 어울린다는 생각을 했다. 아니다. 그 이상이다. '생애일소녀(生涯一少女)'라는 표현이야말로 그분께 꼭 맞는 말이다.

입원하고 계신 병실로 찾아갈 때마다 선생님은 동녀(童女)와 같은 얼굴로 변해 가던 모습을 지금도 잊을 수가 없다. 식사도 거의 할 수 없게 되어 약간의 밥과 반찬이 들어 있는 작은 도시락을 앞에 둔 모습이, 마치 유치원생과 같은 생각이 들어서 가슴이 뭉클해 왔다.

그런데 매일 하루에도 몇 차례씩 정성 어린 도시락을 날라오던 신사가 있었다. 브라질의 사업가이며, 프로폴리스를 재발견하여 미조구치 선생님에게 권해온 나카시마 타다다카 씨이다.

"선생님과 내가 알게 된 지도 벌써 30년이나 됩니다. 선생님은 옛날부터 많은 청소년들을 가까이 모아들여 보살펴 주셨지요. 그걸 기쁨으로 아셨던 분입니다. 당시 스무 살이었던 나도 그 중의 한 사람이었죠."

많은 청년들이 선생님 곁에 있었던 모양인데, 그 중에서도 특별히 아끼던 사람이 바로 나카시마 씨였던 것 같다. 30년이 지난 지금, 두 사람의 외양은 바뀌었다. 당찼던 여 치과의사는 머리가 하얀 할머니가 되었고, 호리호리했던 청년은 이제 뚱뚱해져서 관록 있는 사업가의 모습이 되었다.

그러나 세월이 흘러 나이가 들어도 조금도 바뀌지 않은 두 사람 모두의 공통점이 있었다. 나카시마 씨 역시 '생애일소년(生涯一少年)'이었다. 그에게서도 미조구치 선생님에게서와 같이 천진스러운 어린아이와 같은 기질, 미지 세계에 대한 탐구심 등이 느껴져 왔다.

본문에서 이야기했던 것처럼 미조구치 선생님은 남자아이들이 하는 것 같은 모험적인 놀이를 무척 좋아하였다. 오토바이를 타고 시내를 질주하고, 글라이더로 창공을 날고, 후지 산 강행군을 서슴지 않고, 유도에 열중하는 등 할 만큼 했지만, 역시 선생님의 성격으로는 좁디좁은 일본을 벗어나 세계를 휘젓고 다니고 싶으셨을 것이다.

그러나 선생님의 젊은 날은 의학박사가 되고, 치과의사로서, 또 지역사회의 책임 있는 일원으로서 모두 메워지고 어느새 나이 든 할머니가 되어 세상으로 뛰쳐나가기에는 늦은 감이 있었을 것이다. 쉰의 나이를 넘어서야 비로소 경제적으로 안정을 찾은 선생님은 치과의 제자들이 많이 생기자 병원을 맡겨두고 세계 여행을 즐기게 되었다.

선생님의 유품 중에는 먹물로 쓴 31자의 창작 단가집(短歌集)이 있었는데, 선생님이 세계 여기저기를 여행하면서 직접 붓으로 적은 것이다. 그 단가집을 보면 선생님이 소녀 시절부터 품었던 '세계 웅비(雄飛)'의 꿈을 조금이나마 실현한 것에 대한 기쁨이 잘 나타나 있다.

가랑비 흩뿌리는 북유럽의 수풀에
떨어지는 낙엽
잠깐 동안 그곳에서 말문이 막히고
안개 자욱한 낙엽 길을 마냥 달리며
타국 하늘에서 님을 생각한다.

홍엽(紅葉)의 그늘에 떨어져 있는
코스모스 씨를 줍고 있노라니
손끝이 차갑다.
저만치 풍차가 돌아가고
울려 퍼지는 소 울음소리
달려도, 달려도 푸른 초장뿐이구나.

이런 서정적인 작품뿐만 아니라 장난기로 가득 찬 시도 있었다.

파리에서 맛보는 일본 맛
여행에서 음미한 일본 차
하얀 쌀밥과 두부 국물
두 조각 단무지만 더 있으면
더 바랄 것이 없겠노라.

선생님과 나카시마 씨는 모험 소녀와 모험 소년이라는 점에서 운명적인 만남이었다.

"일본의 젊은이들은 너무 소심해요. '청년이여, 야망을 품어라'는 말이 있잖아요. 지금이야말로 실행할 때입니다. 젊은이가 원한다면 내가 밀어줄 테니까 가 봐요."

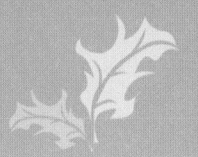

　이러한 선생님의 격려에 힘을 얻고, 당시 20대 초반이던 나카시마 씨가 이민선에 오른 것은 1963년이었다.
　선생님은 자기가 품었던 꿈, 모험심, 개척 혼 같은 것을 넘치게 갖고 있는 이 청년이 대신 이루어 주기를 바랐던 것이다. 그때 나카시마 씨는 선생님에게 이렇게 말하였다고 한다.
　"브라질은 일본의 정반대에 있는 곳입니다. 일본 사람들이 전혀 알지 못하는 보석이 얼마나 많이 묻혀 있는지 몰라요. 꿈을 크게 가지고, 암을 치료할 수 있는 특효약을 찾아오겠습니다."
　누구나 청소년 시절에 한두 번은 《로빈슨 크루소》, 《보물섬》 같은 모험에 관한 충동을 가슴에 품게 된다. 그러나 어른이 되는 과정에서 그런 것들은 모두 꿈에 지나지 않게 된다.
　그러나 이 두 사람은 영원한 소년, 소녀이기에 어떤 꿈도 꿈으로 무산시키지 않은 것일까. 눈이 튀어나올 정도로 큰 보물이 숨겨진 '솔로몬 왕국의 동굴'이 이 세상 어딘가에 존재하리라고 두 사람 모두 믿었던 모양이다.
　"그런데 말입니다. 저는 실제로 그 동굴을 발견했어요. 지금 제가 소유하고 있지요."
　나카시마 씨가 발견한 동굴 속 보물은 다름 아닌 프로폴리스였다. 그는 이렇게 말했다.
　"어떤 의미에서는 다이아몬드보다 더 값진 발견입니다. 프로폴리스라는 이름의 것은 세계 각처에서 산출되고 있지만, 브라질 프로폴리스야말로 다이아몬드 이상의 가치를 지니고 있습니다. 나는 프로폴리스를 '녹색의 다이아몬드'라고 부릅니다. '암 특효약을 찾아오겠다'고 미조구치 선생님에게 30년 전에 내가 했던 그 꿈같은 약속이 실제로 이루어졌으니까요. 인간은 프로폴리스가 있는 이상 암을 몸속에 갖고 있으면서도 장수할 수 있게 되었습니다. 미조구치 선생님은 암 수술 후에 3개월이라는 시한부 선고를 받았는데도, 7년을 더 연명하셨잖아요. 작년 말에 입원만 안 하셨더라면 충분히 더 연명하셨을 거예요. 그러나 선생님은 암 환자로서 프로폴리스만을 이용하여 가장 오래 연명하신 분입니다. 일본에 있어서 프로폴리스 제1호 환자의 장기 연명 기록으로 그 이름은 영원히 남게 될 것입니다."

프로폴리스를 국가에 따라서는 약물로 취급하는 곳도 있다. 그런데 일본에서는 '식품 허가'로 되어 있다. 이에 대해 나카시마 씨는 "그거야말로 후생성의 바른 견식이지요"라고 하며 다음과 같이 그 이유를 설명하였다.

"프로폴리스는 자연 산물이고, 유한성이 있는 물질입니다. 인간이 인공적으로 손을 써서 만들어낼 수 있는 게 아닙니다. 자연 산물은 인간이 손을 대면 댄 만큼 그 가치가 떨어집니다. 그런데 자본주의 사회 안에서도 제약업계라는 곳은 특별히 가혹할 정도

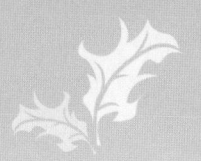

로 이익 지상주의를 추구하는 곳입니다. 자연산 원료가 뜻대로 손에 안 들어오게 되면 생산을 포기하지 않고 반드시 프로폴리스의 구성 성분을 분석해서 화학적으로 합성하여 제품을 만들어 낼 겁니다. 그런 제품은 자연 물질과 외양만 똑같지 전혀 다른 것입니다. 프로폴리스가 약품으로 분류되면 일부 특권적 제약회사만이 판매가 가능하게 되겠지만, 식품 허가라면 그 문이 일반인에게도 넓게 열리게 됩니다. 판매하는 쪽에서도 '프로폴리스의 질이 좋고 나쁘고'에 따라 확실하고도 깨끗한 승부를 할 수 있고, 이용자 측에서도 스스로의 판단에 따라 최고 양질의 프로폴리스를 손에 넣을 수 있으니 얼마나 좋습니까. 어두운 얘기만이 세상을 채우는 이 시대에 프로폴리스는 '21세기 꿈의 식품'으로 화제가 될 것입니다. 또 그렇게 되는 것이, 미조구치 선생이 남긴 뜻이 이루어지는 것이기도 합니다."

백혈병 환자의 증가 그리고 골수이식이라는 잔혹한 과정……. 기록자인 나는 이 책을 정리해 출판하는 과정에서 종종 어두운 기분에 빠지곤 했다. 그러나 나카시마 씨의 말 속에서 한 줄기의 빛을 찾아낼 수 있었다. 아무쪼록 프로폴리스가 희망을 잃고 어두운 곳에 있는 사람들에게 많은 도움이 돼 주기를 바랄 뿐이다.

전기작가 · 르포라이터 **고이케 료이치**

브라질산 프로폴리스를 구입하려는 사람들을 위해

최근에 많은 프로폴리스 상품들이 여기저기에서 범람하고 있고, 제품마다 맛이나 냄새 등이 각각 다르기 때문에 소비자들이 큰 의문과 의혹을 갖게 됨을 종종 볼 수 있다. 그것은 프로폴리스라는 물질에 대한 제대로 된 지식 없이 판매하는 업자가 많은 탓으로, 앞으로도 이런 상황은 계속될 것으로 예상된다.

먼저 프로폴리스란, 식물의 표면을 바이러스와 세균으로부터 방어하는 항균 물질과 자외선 방어 물질로 형성되어 있는 것을 말한다. 그리고 부저병과 같은 병이 없는 벌, 다시 말해 병이 발생되지 않은 벌집에서 채취되는 것이어야만 양질의 건전한 프로폴리스라고 할 수 있다.

시중에 나와 있는 프로폴리스 상품 설명서에 의한 정보만으로 그 제품의 가치를 판단하기는 참으로 어렵다.

병이 발생하지 않은 벌집에서 채취한 프로폴리스는, 상품의 구차한 설명 없이도 그 자체가 우리 인간이 상상할 수 없을 만큼 가혹하고 험난하기 짝이 없는 대자연계의 환경을 극복한 것임을 말해 주고 있으며, 그런 프로폴리스야말로 진짜 프로폴리스임을 여실히 증명하고 있다.

이런 조건하에서 산출된 프로폴리스는 냄새와 향기가 좋고, 맛도 확실하며, 벌의 산물의 독특한 매운맛이 있어서 섭취할 경우 목에 자극을 느끼게 되며 색깔도 완연한 녹색을 띤다.

그러나 병이 발생한 벌집에서 채취된 것은 죽은 동물의 냄새가 나고, 맛도 흐리멍덩하여 산뜻하지가 않고, 색깔은 밤갈색을 띠고 있어서 그다지 좋은 인상을 주지는 않는다.

이러한 프로폴리스를 산출하는 벌군(群)은 거의 개량형 유럽 꿀벌이며, 유럽산 프로폴리스도 이 개량형 유럽 꿀벌에 의해서 만들어진 것이다. 반면에 원종(原種) 아프리카계 꿀벌이나 F1(잡종 개량형 유럽 벌과 원종 아프리카계 벌이 교배되어 탄생한 신종 벌) 꿀벌이 산출하는 프로폴리스는 대부분 양질의 것이다.

이와 같이 똑같은 브라질산 프로폴리스라고 해도 꿀벌의 종류에 따라서 그 내용이 다른 것이 현 실정이다. 그러므로 양질의 좋은 프로폴리스를 선택하는 데 있어서 이러한 점을 꼭 참고하기 바란다.

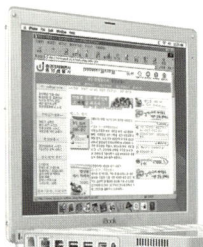

중앙생활사
중앙경제평론사

Joongang Life Publishing Co./Joongang Economy Publishing Co.

중앙생활사는 건강한 생활, 행복한 삶을 일군다는 신념 아래 설립된 건강·실용서 전문 출판사로서 치열한 생존경쟁에 심신이 지친 현대인에게 건강과 생활의 지혜를 주는 책을 발간하고 있습니다.

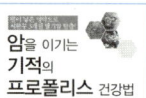

암을 이기는 기적의 프로폴리스 건강법

초판 1쇄 인쇄 | 2012년 8월 20일
초판 1쇄 발행 | 2012년 8월 25일

지은이 | 미조구치 가즈에(溝口一枝)
옮긴이 | 이정희(Jeonghui Lee)
펴낸이 | 최점옥(Jeomog Choi)
펴낸곳 | 중앙생활사(Joongang Life Publishing Co.)

대   표 | 김용주
편   집 | 한옥수·고형석
기   획 | 문희언
디자인 | 이여비
인터넷 | 김회승

잘못된 책은 바꾸어 드립니다.
가격은 표지 뒷면에 있습니다.

ISBN 978-89-6141-098-4(14510)
ISBN 978-89-89634-50-8(세트)

원서명 | 白血病の子供を救うプロポリス

등록 | 1999년 1월 16일 제2-2730호
주소 | ㉾ 100-826 서울시 중구 다산로20길 5(신당4동 340-128) 중앙빌딩 4층
전화 | (02)2253-4463(代) 팩스 | (02)2253-7988
홈페이지 | www.japub.co.kr 이메일 | japub@naver.com | japub21@empas.com
♣ 중앙생활사는 중앙경제평론사·중앙에듀북스와 자매회사입니다.

이 책은 중앙생활사가 저작권자와의 계약에 따라 발행한 것이므로 본사의 서면 허락 없이는 어떠한 형태나 수단으로도 이 책의 내용을 이용하지 못합니다.
※ 이 책은《벌이 가져다준 신비의 프로폴리스로 암을 고친다》를 독자들의 요구에 맞춰 새롭게 출간하였습니다.

▶홈페이지에서 구입하시면 많은 혜택이 있습니다.

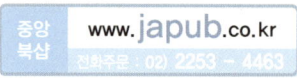

※ 이 도서의 국립중앙도서관 출판시도서목록(CIP)은 e-CIP 홈페이지(www.nl.go.kr/cip.php)에서 이용하실 수 있습니다.(CIP제어번호: CIP2012003424)

"세계가 이 제품을 가져가려고 하기 전에 빨리 일본이 이 사실을 알아야 한다. 이 (나까시마) 프로폴리스는 일본의 어린이들에게 나누어줄 분량밖에 되지 않는다!" - 故 미조구치 가즈에, 의학박사

아는 사람들만 아는
불편한 진실!

일반 프로폴리스의 원료는 대개 개량된 유럽 꿀벌이 생산해냅니다. 프로폴리스는 꿀벌이 자신의 집을 완전 무균 상태로 만들기 위해 생산하는 물질입니다. 그런데 **개량된 꿀벌은 자신들의 벌집도 제대로 지키지 못해 항생제를 발라주어야 살아갈 수 있다는 불편한 진실을 아시나요?**

세계적으로 **완전 무균 상태의 벌집을 짓는 비개량형 야생 꿀벌은 브라질 원시 서양꿀벌 아프리카종뿐이며, 그 야생 꿀벌이 생산한 원료에서 추출한 프로폴리스가 바로 나까시마 프로폴리스라는 진실!**

**극히 제한된 양(브라질 천혜의 약초 산지에서 벌들이 추출한)의 최고급 원괴만을 사용,
명품다운 특별 제조 과정(100% 수작업),
프로폴리스의 유효 성분 추출을 극대화하는 숙성 과정과 기간을 엄수,
그 결과 수십 종류의 후라보노이드 및 아르테피린C 등 고기능성 성분을 다량 함유!**

이 같은 철학을 36년간 고수했으므로 이제 나까시마 브랜드는 프로폴리스계의 전설이 되었습니다.
나까시마 제품은 연간 생산량이 한정되어 있습니다.
정말 귀한 프로폴리스를 구하기 원하시면 망설일 시간이 없습니다.
전설의 프로폴리스! 그 신비한 기운을 체험해 보십시오.

※ 나까시마의 제품은 재단법인 일본식품분석센터의 모든 검사 기준에 합격한 것으로써, 안심하고 섭취할 수 있습니다.

※ 나까시마 프로폴리스 가공 생산지는 일본 원전사고 지점에서 400km 이상 떨어진 야마나시현에 위치하였으므로 방사능 유입 위험이 전혀 없습니다.

나까시마 주요 제품군 소개

• 나까시마 프로폴리스 액상

나까시마 모든 제품의 원천이 되는 녹색계 프로폴리스 순 원액입니다. 브라질의 약초의 보고(寶庫)로 불리는 미네스제라스와 파라나주의 특정지역에서 산출되는 원괴(원료)만을 사용하였으므로 유용 가치가 높으며, 강력한 항균, 항산화 기능이 있습니다. 브라질의 서양꿀벌아프리카종의 타액과 브라질 삼림의 나무수액, 꽃의 화분 등이 함께 섞여 만들어져 특별한 기능성을 갖고 있습니다. 맛이 순하고 부드러울 뿐 아니라, 삼림에서 나오는 듯한 좋은 향취가 나므로 음용할 때 상쾌감과 함께 신경을 편하게 해줍니다.

• 나까시마 프로폴리스 정제

나까시마만의 특수 기술인, Bee-pollen의 껍질 속에 프로폴리스 원액을 충전하는 타정(矤定)법으로 만든 제품입니다. 타정 과정에서 열이나 온도 등의 물리적 힘을 가하지 않고 자연 건조로 완성하였으며, 영양과 미용의 측면을 보강하여 프로폴리스의 완성도를 높인 제품입니다. 섭취가 간단하며, 무알코올이므로 어린아이나 알콜에 민감하게 반응하시는 분들도 쉽게 섭취할 수 있습니다.

액상
30ml / 100ml

정제
150T / 450T

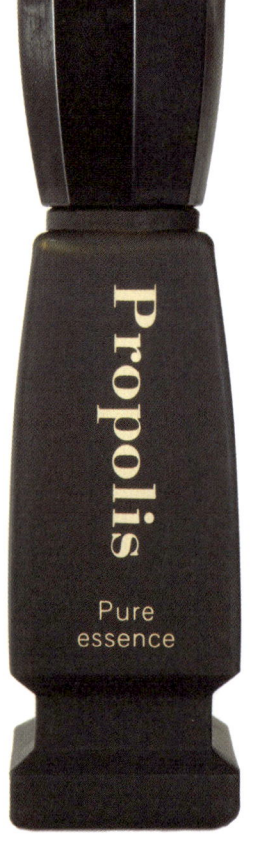
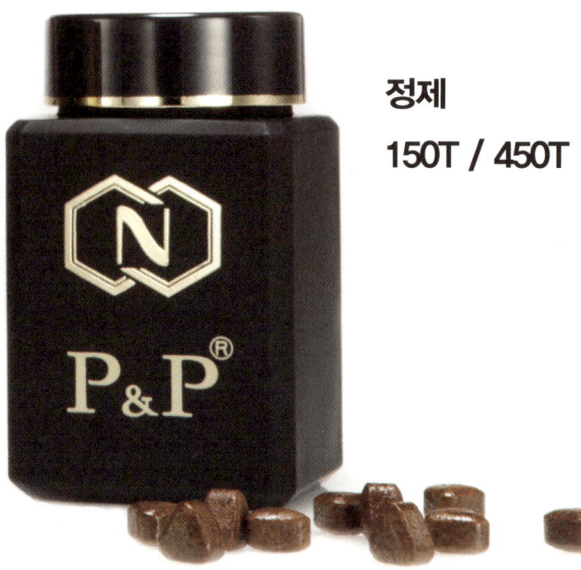

'슈퍼 프로폴리스' 제품군

※ 전 제품 한정적인 소량 주문 생산만 가능

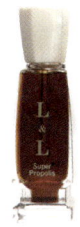

프로폴리스 L&L (100ml) : 세계 장수촌이자 일본의 최장수지역인 오키나와산(産) Bee-pollen 에서 추출한 농도 100%의 천연 비타민 엑기스입니다. 원료화분 1kg에서 100g 정도밖에 얻을 수 없는 희소성의 물질이며, 우리 몸에 꼭 필요한 비타민 성분을 자연으로부터 공급해줄 것입니다. 나까시마 연구진은 원료에 열을 가하지 않고, 바로 냉동처리 하여 제품화시키는데 성공. 열에 약한 비타민의 영양을 고스란히 담아내었습니다.

화분유 (30ml) : 최고급 나까시마 프로폴리스에 식물생장호르몬(化成호르몬)으로 알려진 플로리겐(florigen)을 다량 첨가하여, 프로폴리스의 항균, 항산화의 효과를 뛰어넘어, 사람의 생명을 영위하는데 필요한 생장물질의 공급을 통해 신체의 「방어」와 「유지」라는 두 가지 차원의 기능을 기대하게 만든 나까시마 명품 프로폴리스입니다.

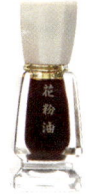

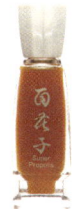

백화자 (100ml) : 특별 정제 프로폴리스에 일본 최장수지역이자 청정지역인 오키나와산 Bee-Pollen(벌꿀화분) 엑기스를 배합한 고품격의 프로폴리스!
(Bee-Pollen : 단백질, 탄수화물, 비타민, 무기질 등이 함유되어 있는 영양공급원이며, 또한 우리 몸의 신진대사 기능을 좋게 하여 피부 건강에 유익할 뿐더러 건강 증진 및 유지에 도움이 되는 물질.)

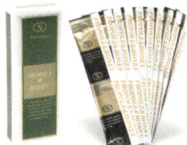

프로폴리스&허니
10g*10포

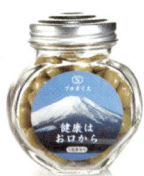

프로폴리스 캔디
50정

문의 및 상담

돌나라통상(주) 내
《(주)나까시마자연과학연구소 한국지사 상담센터》

전화 : (0502)774-2666 / (054)535-2056
팩스 : (054)534-8497

홈페이지 : www.nakashima.co.kr
쇼핑몰 : www.honeystory.org
이메일 : nakashimapp@gmail.com

자연의 달콤한 속삭임 —

Honey Story

" 모방할 수 없는 기술력,
세계 최고 원료를 보유한 나까시마자연과학연구소!

유기농 건강식품의 대명사 한농마을! "

특별한 고객님들을 모시고자
두 브랜드의 특별 상품만을 모은 쇼핑몰
허니스토리(www.honeystory.org)가
오픈하였습니다!

한국에서 찾아보기 어려웠던
나까시마의 희귀 제품 -
프로폴리스 L&L, 백화자, 화분유,
Propolis&Honey, Propolis Candy,
P&EC80까지!

자연의 달콤한 속삭임이 들려오는
예쁜 사랑방,
허니스토리로 찾아오세요~!

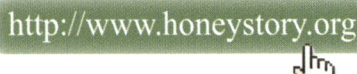
http://www.honeystory.org

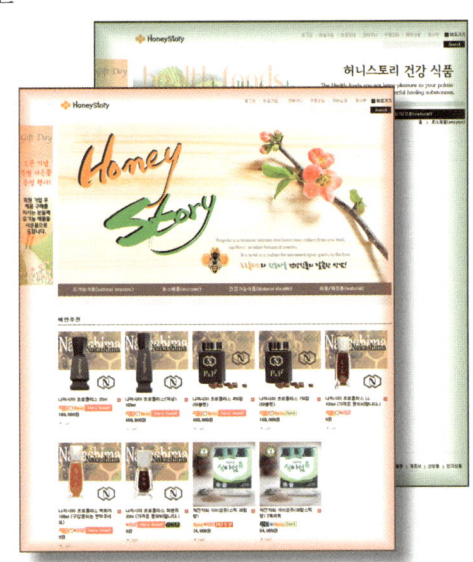

※ 현재 오픈을 기념하여, 회원 가입 후 상품을 구매하시는 분들께 한농마을 회원용 상품들을 증정해드리고 있습니다. 아직 늦지 않았습니다. 빨리 서두르세요! ^_^